JN028199

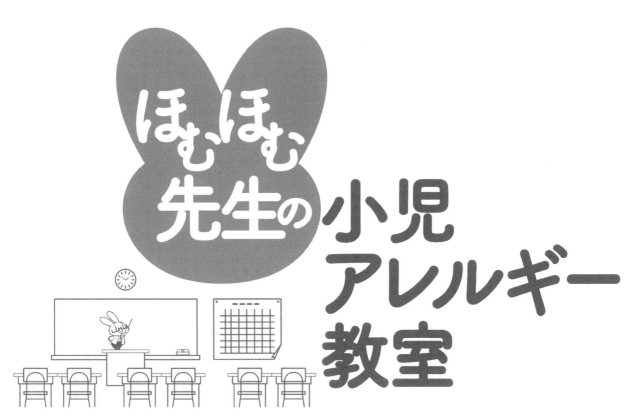

ほむほむ先生の 小児アレルギー教室

小児科専門医・アレルギー専門医
堀向 健太 〔著〕

漫画家
青鹿 ユウ 〔画〕

丸善出版

はじめに

この本を手に取ってくださりありがとうございます。

この本は「お子さんのアレルギーで困っているけれども、かかりつけの医師に聞いてもよくわからなかった」、もしくは「どんなことを聞いたらいいのかわからない」と感じておられる保護者さんに向けて書きました。

私は、日々の仕事や研究の傍ら、2016年からブログやTwitterで医学情報を発信しています。いつのまにか、ブログは月あたり250万ページビュー、Twitterのフォロワーさんは7.6万人を越え、Instagramのフォロワーさんは2万人になりました。ただ、これらの発信の中では、個別の医学的な質問にお答えをしていません。というのも、直接の診察をしていないという環境下では「どうしても誤解が生じやすい」と考えるからです。しかし、皆さんが「かかりつけ医に聞きづらいことを聞きたい」というお気持ちをお持ちであることはずっと感じていました。そして、何かのかたちでお答えできないかを思案していたのです。

そこで、2019年9月に「本で丁寧にお答えしますので、質問を募集します」とツイートしたところ（https://twitter.com/ped_allergy/status/1171067389682667523）、質問は瞬く間に260件も寄せられました。

その質問の数々は、とても難易度の高いものばかりでした。かかりつけ医の先生に聞きたくても聞けなかったことばかりなのでしょうから当然です。これらの中から、最終的に21の質問を選び、ひとつひとつに向き合い、文献を改めて確認しながら丁寧に回答をつくり上げました。（質問回答コーナー）がそれにあたります。涙をのんで不採用とした質問も多数

あることをこの場をお借りしてお詫びいたします。

　お寄せいただいた質問の中には、内容が十分整理されていない問いもありましたし、中には数個以上の医学的な問いがひとつの質問に入っていることもありました。でも、できるだけそのままのカタチで取り上げてお答えをいたしました。

　　　　　　それがもっとも誠実な態度であろうと思ったからです。

　すべての質問にお答えすることはかないませんでしたが、お尋ねになりたい関心度の高いテーマについては、総論の（ショートカット授業）でまとめてみました。皆さんの疑問に対するお答えがこの本の中にあればよいなと思っています。

　この本の完成にいたるまで、多くの方々のご助力をいただきました。

　漫画家の青鹿ユウさん。どうしても難しくなりがちなこの本に、素敵なマンガとイラストでわかりやすくしてくださいました。

　編集者の程田さん。本の体裁から内容の助言まで、筆の遅い私をはげましてくださいました。間違いなく、程田さんがいらっしゃらなければ、この本は完成しなかったでしょう。

　そして、休みの日も画面とにらめっこしながら挫けそうになる私を励ましてくれた妻に。いつもありがとう。

　この本を読み終わった後、すこしでも皆さんの疑問が晴れ、かかりつけ医さんとのコミュニケーションのお役に立つことを願っています。

　2021 年 1 月

著者 堀 向 健 太

*出典の URL は、2021 年 1 月末現在、閲覧可能なものを掲載しています。

目　次

オープニング 授業が始まりますよ～！　*1*

アレルギー全体のショートカット授業（イントロダクション）

1. ほむほむ先生、アレルギーの仕組みを考える　*10*
2. ほむほむ先生、アレルギーの成長曲線をひもとく　*23*
3. ほむほむ先生、気管支喘息の過去・現在・未来を考える　*35*
4. ほむほむ先生、アトピー性皮膚炎の過去・現在・未来を考える　*44*
5. ほむほむ先生、食物アレルギーの過去・現在・未来を考える　*54*
6. ほむほむ先生、アレルギーが心配なときの受診先を考える　*65*

教えて・ほむほむ先生（質問回答コーナー）

アレルギーの仕組みや検査のご質問

7. 事前のアレルギー検査、必要性のお話　*72*
8. じんましんとアレルギー検査のお話　*82*
9. 舌下免疫療法と食物アレルギーのお話　*89*
10. 改善と悪化、シーソーゲームのお話　*101*
11. 経口免疫療法と経皮感作のお話　*109*

アレルギーと成長・遺伝のご質問

12. 「赤ちゃんのくしゃみはアレルギー?」のお話 *122*

13. アレルギーと遺伝のお話 *127*

14. 小麦アレルギーと食べている量と年齢のお話 *134*

気管支喘息のご質問

15. 喘息とお薬のお話 *146*

アトピー性皮膚炎のご質問

16. 皮膚のバリア機能のお話 *158*

17. 日焼け止めと湿疹のお話 *164*

18. ステロイド薬とスキンケアのお話 *173*

19. アレルギーとかゆみ対策のお話 *182*

20. アトピー性皮膚炎と汗のお話 *193*

21. アトピー性皮膚炎と食物アレルギーのお話 *201*

食物アレルギーのご質問

22. 経口免疫療法と時間と再発のお話　*210*

23. 卵アレルギーと母親の食事制限のお話　*218*

24. 卵アレルギーと免疫療法と調理法のお話　*227*

25. 卵が食べられるようになったあとの卵アレルギーのお話　*236*

26. 卵アレルギーとインフルエンザワクチンのお話　*247*

27. 食物アレルギーと腸内細菌のお話　*257*

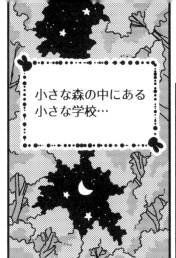

小さな森の中にある
小さな学校…

オープニング
授業が始まりますよ〜！

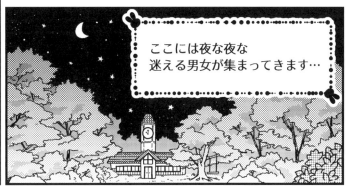

ここには夜な夜な
迷える男女が集まってきます…

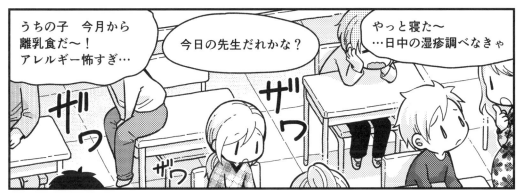

うちの子　今月から
離乳食だ〜！
アレルギー怖すぎ…

今日の先生だれかな？

やっと寝た〜
…日中の湿疹調べなきゃ

ザツ

ザツ

ザツ

先生怖くないといいねぇ

お医者さんに質問
するのって
ハードル高いからねぇ…

バタバタ…

あ先生
来たかな

お待たせしましたーー！

ガ

ラッ

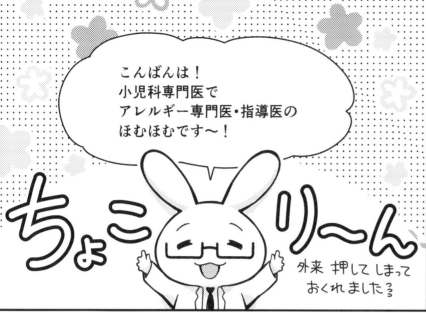

こんばんは！
小児科専門医で
アレルギー専門医・指導医の
ほむほむです〜！

ちょこりん

外来 押してしまって おくれました？

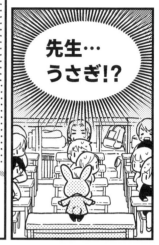

先生…
うさぎ!?

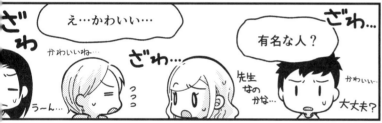

え…かわいい…

かわいいね…

うーん…

つつつ

有名な人？

先生なのかな…

かわいい…

大丈夫？

ざわ…

ざわ…

ざわ…

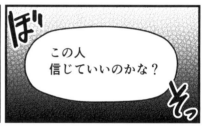

ぼ

この人
信じていいのかな？

そっ

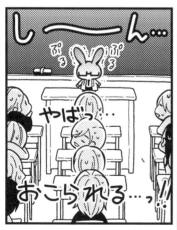

し〜〜ん…

ぷるぷる

やばっ…

おこられる…っ！！

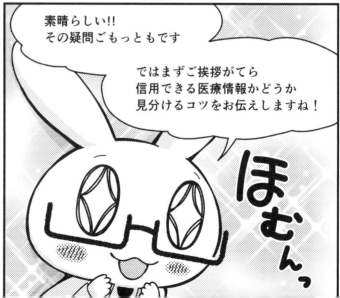

素晴らしい!!
その疑問ごもっともです

ではまずご挨拶がてら
信用できる医療情報かどうか
見分けるコツをお伝えしますね！

ほむっ

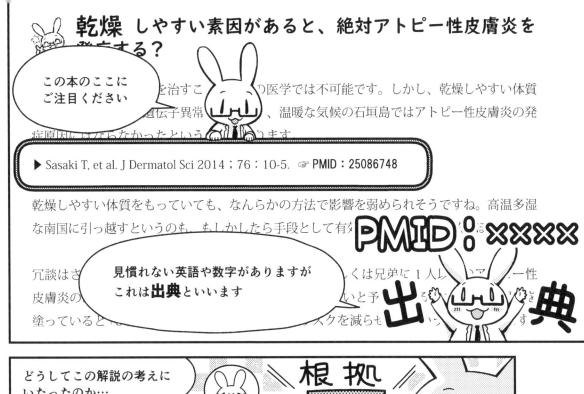

乾燥 しやすい素因があると、絶対アトピー性皮膚炎を発症する？

この本のここに
ご注目ください

〜を治すこと〜の医学では不可能です。しかし、乾燥しやすい体質〜遺伝子異常〜、温暖な気候の石垣島ではアトピー性皮膚炎の発症原因〜にならなかったという〜あります

▶ Sasaki T, et al. J Dermatol Sci 2014；76：10-5. ☞ PMID：25086748

乾燥しやすい体質をもっていても、なんらかの方法で影響を弱められそうですね。高温多湿な南国に引っ越すというのも、もしかしたら手段として有効

PMID：××××

見慣れない英語や数字がありますが
これは **出典** といいます

冗談はさ〜くは兄弟に1人〜〜ア〜ピー性皮膚炎の〜い〜と予〜る〜〜を塗っていると〜〜リスクを減らも

出典

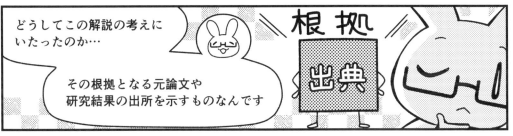

どうしてこの解説の考えに
いたったのか…

その根拠となる元論文や
研究結果の出所を示すものなんです

根拠

出典

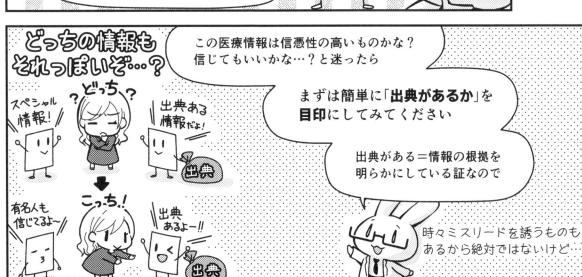

どっちの情報も
それっぽいぞ…？

スペシャル
情報！

？どっち？

出典ある
情報だよ！

出典

こっち！

有名人も
信じてるよ〜

出典
あるよ〜!!

出典

この医療情報は信憑性の高いものかな？
信じてもいいかな…？と迷ったら

まずは簡単に「**出典があるか**」を
目印にしてみてください

出典がある＝情報の根拠を
明らかにしている証なので

時々ミスリードを誘うものも
あるから絶対ではないけど

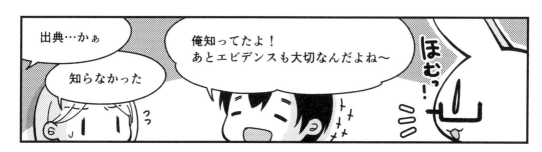

出典…かぁ

知らなかった

俺知ってたよ！
あとエビデンスも大切なんだよね～

ほむっ！

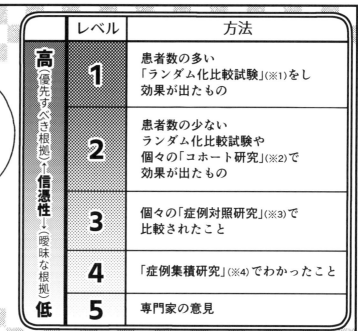

科学的根拠！（エビデンス）
よくご存知で

ちなみにエビデンスも
大切なのですが
じつはエビデンスには
優先順位があること
ご存知でしょうか…？

高（優先すべき根拠）→ 信憑性 →（曖昧な根拠）低	レベル	方法
	1	患者数の多い「ランダム化比較試験」(※1)をし効果が出たもの
	2	患者数の少ないランダム化比較試験や個々の「コホート研究」(※2)で効果が出たもの
	3	個々の「症例対照研究」(※3)で比較されたこと
	4	「症例集積研究」(※4)でわかったこと
	5	専門家の意見

※1 評価の偏りを避け、客観的に治療効果を評価することを目的とした研究の方法
※2 特定の要因にさらした集団とさらしていない集団を一定期間追跡し、発生率を比較する研究
※3 原因を過去にさかのぼって探そうとする研究。仮説されたものの割合を比較する ※4 数名の患者に用いた治療経過や結果を観察し、そのデータをまとめて報告したもの

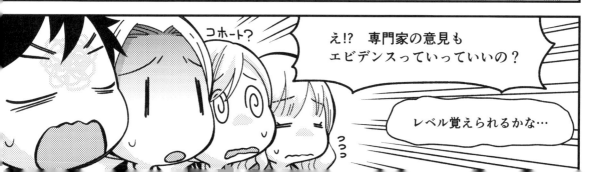

コホート？

え!?　専門家の意見も
エビデンスっていっていいの？

レベル覚えられるかな…

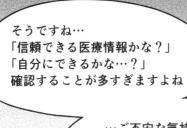

そうですね…
「信頼できる医療情報かな？」
「自分にできるかな…？」
確認することが多すぎますよね

…ご不安な気持ち
よくわかります

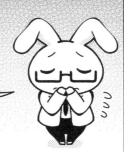

そこで！

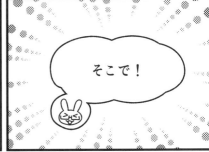

わからないな…と判断に迷ったら
標準治療を選んでいただけたら
安心かと思います

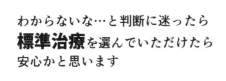

標準治療

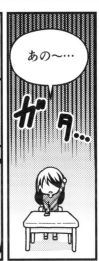

あの～…

ガタ…

私は一番よい治療が受けたくて
忙しい中検索をしたり
こうやって授業を受けたり
しているのですが…

「標準の治療」でなくネットやニュースで
とりあげられているような
「最新の治療」は教えてもらえないのですか？

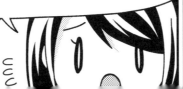

たくさん調べたり
勉強してます！

とってもよい
疑問ですね！

標準治療…じつはこれ
名称がとても
誤解を招きやすいのです…が！

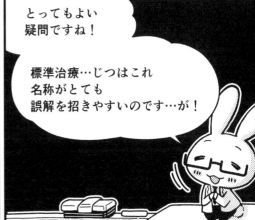

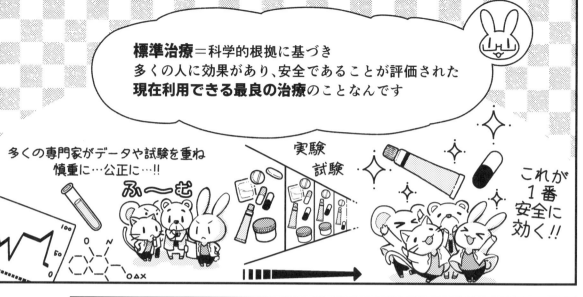

標準治療＝科学的根拠に基づき
多くの人に効果があり、安全であることが評価された
現在利用できる最良の治療のことなんです

多くの専門家がデータや試験を重ね
慎重に…公正に…!!

ふ〜む

実験
試験

これが
1番
安全に
効く!!

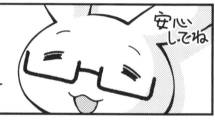

…とはいってもお気持ちはとても
わかりますので
標準治療で十分なお答えが難しいテーマは
出典を交えて、できるだけ根拠に基づいて
最新治療についてもお答えいたしますね！

安心
してね

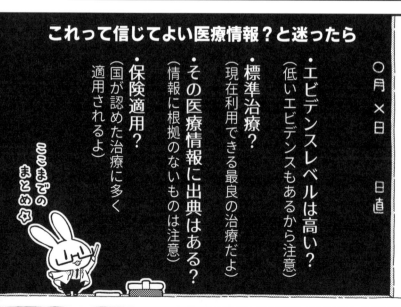

これって信じてよい医療情報？と迷ったら

○月 ×日　日直

・エビデンスレベルは高い？
（低いエビデンスもあるから注意）

・標準治療？
（現在利用できる最良の治療だよ）

・その医療情報に出典はある？
（情報に根拠のないものは注意）

・保険適用？
（国が認めた治療に多く
適用されるよ）

ここまでの
まとめ☆

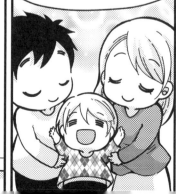

医療情報を得るときは
こんなところを
気を付けると
治療効果、安全度も高く
金銭的にも負担が
少ないかと思われます

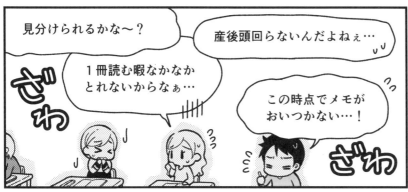

見分けられるかな〜？

産後頭回らないんだよねぇ…

1冊読む暇なかなか
とれないからなぁ…

この時点でメモが
おいつかない…！

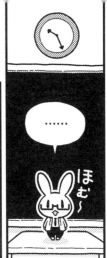

……

ほむ〜

大丈夫ですよ！
「知りたい」とページを
開いた瞬間から
そこは大きな
理解の入り口なのです！

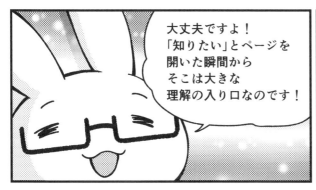

忙しいと思うので
まずはお子さんの気になる
質問と回答の章だけでも
わかるように
しておきますね

13. アレルギーと遺伝のお話

小児アレルギー教室（5段階評価）
頻出度 🐰🐰🐰🐰
難易度 🐰🐰🐰
解決度 🐰🐰🐰

章の最初に難易度など
を5段階評価で
可視化してみました

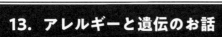 教えて・ほむほむ先生

先生、アレルギーは遺伝しますか？　夫婦共にアレルギーとアトピーもちで、息子も
アトピーなんです。健診時に「今は誰もがなる時代だからアレルギーにならない人は
いない」といわれました。しかし私の母はアレルギーもアトピーもありません。ただ
の「体質なのか」「遺伝なのか」知りたいです。

マシュマロ（https://marshmallow-qa.com/messages/2eaa74ca-25b1-432d-8347-b463f18fbb59?utm_
medium＝mail & utm_source＝message）より

マシュマロ（※1）を活用した
実際に寄せられた質問に
私が答える
形にしてしています

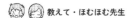

ほむ

ほむ　ほむ

※1 SNS上で公募できる
　　匿名受付のメッセージサービス
　　（募集・回答できる）

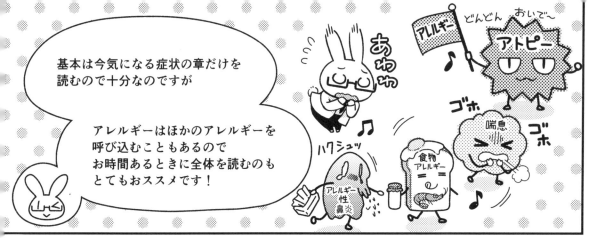

基本は今気になる症状の章だけを
読むので十分なのですが

アレルギーはほかのアレルギーを
呼び込むこともあるので
お時間あるときに全体を読むのも
とてもおススメです！

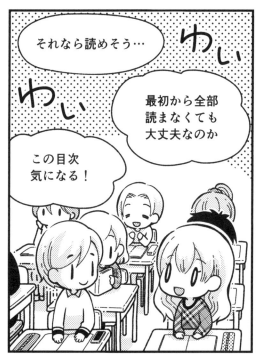

それなら読めそう…

わい

わい

最初から全部
読まなくても
大丈夫なのか

この目次
気になる！

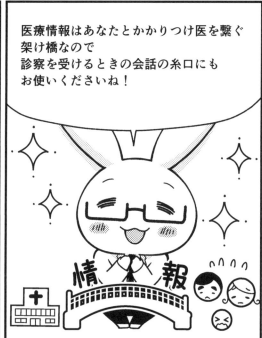

医療情報はあなたとかかりつけ医を繋ぐ
架け橋なので
診察を受けるときの会話の糸口にも
お使いくださいね！

では！
授業を始めます

アレルギー全体のショートカット授業 （イントロダクション）

1. ほむほむ先生、アレルギーの仕組みを考える

2. ほむほむ先生、アレルギーの成長曲線をひもとく

3. ほむほむ先生、気管支喘息の過去・現在・未来を考える

4. ほむほむ先生、アトピー性皮膚炎の過去・現在・未来を考える

5. ほむほむ先生、食物アレルギーの過去・現在・未来を考える

6. ほむほむ先生、アレルギーが心配なときの受診先を考える

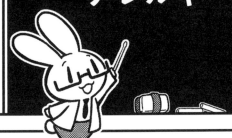

1. ほむほむ先生、アレルギーの仕組みを考える

小児アレルギー教室（5段階評価）
頻出度 🐰🐰🐰🐰🐰
難易度 🐰🐰🐰
解決度 🐰🐰🐰

 こちらで、もっと具体的にお話するよ

○食物アレルギーと抗体検査
　　7 章　事前のアレルギー検査、必要性のお話
　　8 章　じんましんとアレルギー検査のお話
○皮膚のバリア
　　16 章 皮膚のバリア機能のお話
　　17 章 日焼け止めと湿疹のお話
○経皮感作
　　21 章 アトピー性皮膚炎と食物アレルギーのお話
　　23 章 卵アレルギーと母親の食事制限のお話
○経口免疫寛容
　　10 章 改善と悪化、シーソーゲームのお話

アレルギー って、何でしょう…？

アレルギーの語源は、1907 年までさかのぼり、ギリシア語の「allos（変わる）」と「ergon（力、反応）」を組み合わせた「**反応する力が変化している**」という意味の造語です。

▶折茂 圭介, 他. 日本臨床 2019；77：158-63. ☞ NAID：40021769465

本書では、これから小児のアレルギーについて、実際に皆さんから寄せられた質問（マシュマロ[※1]**）にお答えしていきます**（各論）。その前にちょっとだけ、「**アレルギー全体のショートカット授業（イントロダクション）**」を開催させていただきますね（総論）。でも、「ちょっと…、難しいかな…」と思われる読者さんは、いきなり各論の「**教えて・ほむほむ先生（質問回答コーナー）**」に進んでいただいて構いません。でもそういう読み方をしても、あとから総論に戻ってきていただくと、アレルギーのことがもっとよくわかるようになるでしょう。

ではまず、**食物アレルギー**を例に、このアレルギーの仕組みを 1 つひとつ考えてみることにしましょう。

※1 SNS 上で公募できる匿名受付のメッセージサービス（募集・回答できる）。

 # 寛容と免疫 って、な～に？

皆さんは、毎日食事をとっていますよね。そして摂取した食物はあなたのからだに取り込まれ、栄養となっているに違いありません。つまり、食べものがからだに受け入れられたわけです。

このことを「寛容（かんよう）」されたといいます。

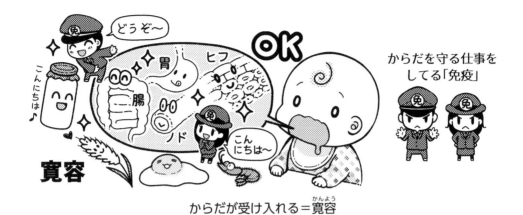

からだを守る仕事を
してる「免疫」

からだが受け入れる＝寛容
（かんよう）

このことは、「当たり前」と思うかもしれません。でも例えば、牛乳を点滴で血管内に入れると、大変なことになってしまうことがわかっています。

▶梅原 ひとみ，他. 医療 1991；45：866. ☞ ISSN：0021-1699

食物は本来、人間にとっては「異物」で、そのまま異物がからだに入ってしまうと大変なことが起こってしまうのですね。つまり、もともと**からだは、食べものという異物を取り込み、寛容するためのメカニズムが備わっている**といえるでしょう。

では今度は、からだにウイルスや細菌が入ってきたとき、どうなるかを考えてみましょう。皆さんも、かぜをひいたことがありますよね。かぜはウイルスにより引き起こされる場合がほとんどです。そして多くの場合、自然によくなってきます。

なぜでしょうか？

それは、人間に備わっているさまざまな細胞の精密な働きにより、ウイルスや細菌を排除するメカニズムが働くからです。

この働きを「免疫」といいます。

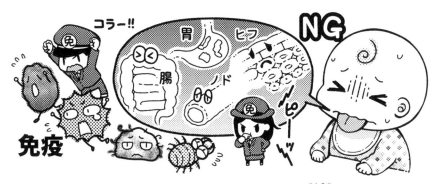

からだから排除するチカラが働く＝免疫

 ## 食物アレルギー とは？

では次に、こんな場合はどうでしょうか？ ある食べものを食べたとき、「寛容」が十分に働かず、むしろ逆に「免疫」が過剰に働き、じんましんがでたり、咳が出てしまったり、吐いたり、下痢をしたり…そんな症状が出るケースです。

そう、これが「アレルギー」です。
「過剰に働く免疫反応」が、アレルギーなのですね。

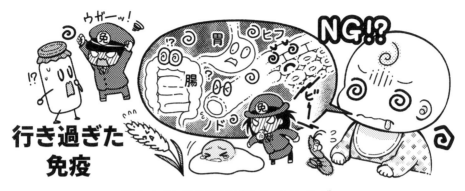

行きすぎた免疫反応が働く＝アレルギー

ここで、食物アレルギーの定義をみてみましょう。「**食物アレルギーとは、食物によって引き起こされる抗原特異的な免疫学的機序を介して生体にとって不利益な症状が惹起される現象**」と書いてあります。

▶海老澤 元宏, 他（監修）. 食物アレルギー診療ガイドライン 2016《2018 年改訂版》☞ ISBN：9784877942038

つまり食物アレルギーは、「**免疫の働きを介して食べものにより引き起こされる、人間にとって不都合な症状のこと**」ということができます。ここで大事なのは「免疫の働き」が入ってくることです。免疫の働きがないと「食物アレルギー」とはいわないのですね。例えば、「乳糖不耐症（牛乳に含まれる乳糖を分解する働きが低い場合、下痢や腹痛を起こす）」とか、「食中毒（夏に卵を食べてお腹をこわしたなど）」は、たしかに食べもので不都合な症状を起こすとはいえますが、免疫的な反応を介さないので、食物アレルギーとはいわないことになります（ほむほむ）。

次は ちょっと難しいですよ（ついてきてね）

では、この過剰な免疫反応（＝アレルギー）は、どんなふうに起こってくるのでしょう。

ここで登場するのが「IgE 抗体[*1]」と「肥満細胞[*2]」です。病院やクリニックで「アレルギーがあるかどうかを調べてみましょう」といわれたときに行う血液検査は、基本的に IgE 抗体の量を調べています。

IgE 抗体は、値が高いほどアレルギー体質が強い

と考えればよいでしょう。そして、この

「IgE 抗体ができること」を「感作」といいます。

IgE 抗体には、多種多様な種類があります。例えば、卵白専用の IgE 抗体（卵白特異的 IgE 抗体）、ダニ専用の IgE 抗体（ダニ特異的 IgE 抗体）といったふうに。では、肥満細胞とはなんでしょう。肥満細胞とは，顕微鏡でみると、そのお腹の中につぶつぶをたくさん抱え込んで太っているようにみえる細胞で、その見た目から「肥満」細胞と名付けられています。

アレルギーを理解するうえで大事な「IgE 抗体」と「肥満細胞」の 2 つのキーワードを提示したところで、アレルギー反応の仕組み（例）をざっくりと説明してみますね。

❶肥満細胞は、表面に「鍵穴（受容体）」を備えています。そして、卵専用の IgE 抗体をもった人がいるとしましょう。❷その人が卵を食べたとしましょう。その卵のたんぱく質が「卵専用の IgE 抗体にたどり着いた場合」、❸ IgE 抗体にくっつきます。

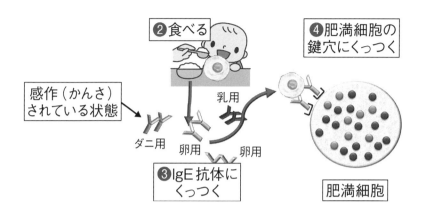

そして、❹卵のたんぱく質がくっついた IgE 抗体が「肥満細胞にたどり着いた場合」は、❺肥満細胞のお腹の中に蓄えられていたつぶつぶが周囲にまきちらされます。

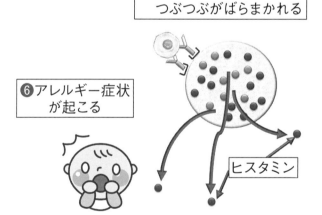

このつぶつぶにもいろいろ性質があるのですが、❻例えば、その 1 つである**ヒスタミンは、じんましんなどのアレルギー症状を起こします。**「抗ヒスタミン薬」という名前を聞いたことがあるかもしれません。その薬は、このヒスタミンがからだに作用するのを邪魔する薬です。この一連の流れが、

もっとも基本的な反応である「I 型アレルギー反応」です。

（ば〜ん！）

ところで、医師から「卵の IgE 抗体が陽性なら、卵除去」という指導がなされることがあるかもしれませんが、「やりすぎ」のケースもよくみられます。なぜなら、

- 卵のたんぱく質が、IgE 抗体までたどりつくかどうか、わかりません。
- IgE 抗体に卵がくっつけるかどうかも、わかりません。
- IgE 抗体にくっついた IgE 抗体が、肥満細胞までたどりつくかも、わかりません。

ということだからです。**卵専用の IgE 抗体が高いほど、「症状が出る確率」は高いのですが、確実ではない**のです（もし、もっと詳しく知りたい場合は 7 章を参考にしてみてください）。

 皮膚と腸が 発症の鍵なんです（その1）

さあ、いよいよ本論ですよ。免疫の過剰反応であるアレルギーは、どのようにして起こりやすくなってくるのでしょうか？　この説明をするために、人間と外界の接点である、2 つの臓器の話をする必要性があります。その臓器とは、

「皮膚」と「腸」です。

まずは皮膚を考えてみましょう。皮膚はからだと外界を隔てている最前線で、人間を守っています。いってみれば、城壁のように、固いブロックを張り巡らせているわけです。「**皮膚のバリア（＝城壁）**」がしっかりしていると、外から入りこんでくる外界からの刺激は少なくなります。内側のからだの中も安全ですね。しかし「城壁（＝皮膚のバリア）」が壊れると、どうなるでしょう？

当然、壊れたところから外界の敵が入り込もうとしてきます。万里の長城のイメージでいえば、異民族が群がってきて、たくさんの事件や暴動が起こってくるのです（同じような話題を17章でもお話しします）。すると、治安維持の警察が出動してきて、連絡を取り合いながら取り締まりを強化することになります。この、警察が免疫にかかわる細胞にあたり、そして免疫にかかわる細胞たちが連絡を取り合う情報伝達物質は「**サイトカイン**」などといった名前で呼ばれています。

さらに、異民族と治安維持の警察が入り乱れると、各所に火事を起こします。これが「**炎症**」です。湿疹があるところは、炎症を起こしているのです。炎症がひどくなるということは、皮膚のバリアが壊れていることともいえます。そうなると、どうなるでしょう？　警察だけでは対応しきれなくなるため、軍隊が大規模に送り込まれてきて、戦線が拡大し情報が錯綜します。つまり騒乱状態となり、さまざまな免疫に関係した細胞が増え、サイトカインという情報がさらに乱れ飛ぶことになります。

そう、「皮膚に湿疹がある」とは、
こういった免疫や情報の混乱が起こっている状態といえます。

こういう混乱があるところでは、免疫細胞は本来無害であるはずのたんぱく質を敵と認識して攻撃するという認識違いを起こすようになるのです。「免疫が過剰な反応をする…」、つまり**アレルギー反応を起こしやすくなる**のですね。

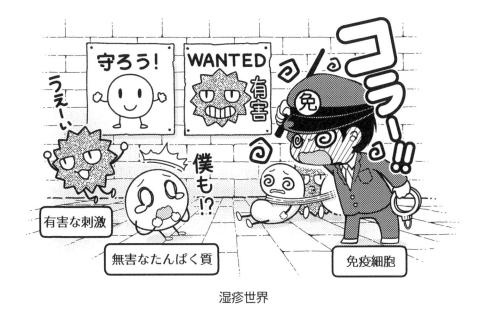

湿疹世界

この「皮膚の炎症（＝湿疹）」から食物アレルギーを起こしやすくなることは、さまざまな研究で明らかになってきています。この「**皮膚を通して IgE 抗体を獲得するようになること**」を「**経皮感作**」といいます。この経皮感作が注目されるようになったきっかけは、イギリスで行われた研究で、乳児 13,971 人においてピーナッツアレルギーを発症する原因に、どんなものがあるのかを検討したのです。

▶ Lack G, et al. N Engl J Med 2003；348：977-85. ☞ PMID：12637607

結果は思いがけないものでした。乳児期にピーナッツオイルを含むスキンケア用品を使用していると、ピーナッツアレルギーを発症するリスクが**6.8 倍**になったというのです。さらに同じ研究グループは、2015 年に中等症以上のアトピー性皮膚炎がある生後 4 カ月の乳児512 人に対する研究を発表しました。

▶ Brough HA, et al. J Allergy Clin Immunol 2015；135：164-70. ☞ PMID：25457149

家の中のホコリ（ハウスダスト）の中のピーナッツたんぱく質の量を測っておき、1歳時点におけるピーナッツアレルギーの発症するリスクを調べたのです。ホコリの中のピーナッツのたんぱく質が多ければ多いほど、その家の子どもはピーナッツアレルギーを発症しやすいことがわかったのです。そして「湿疹がひどければひどいほど」、そのリスクは跳ね上がることがわかりました。「経皮感作」が明らかだったということです。

こういうお話をすると、「いやいや、卵を食べても全然床には落としてないよ、わが家はきれいだよ。ホントかなあ」と疑問を呈する方もいます。しかし、実際に家庭で卵を食べると48時間後には家庭内のほかの部屋でも、ハウスダスト内の卵たんぱく質量が大きく増えることが証明されています。

▶ Trendelenburg V, et al. Allergy 2018；73：261-4. ☞ PMID：28865141

そして日本の家庭で調べた研究でも、卵のたんぱく質はアレルギーを起こす物質として多い「ダニ」よりも、多くホコリの中に含まれていることが証明されています。

▶ Kitazawa H, et al. Allergol Int 2019；68：391-3. ☞ PMID：30846303

ホコリの中に食物のたんぱく質が存在し、**そのたんぱく質が湿疹のある皮膚に付着することで、食物アレルギーを発症させやすくなる**ことが明らかになったといえるでしょう（23章、26章）。

皮膚と腸が 発症の鍵なんです（その2）

そして次に、腸について考えてみましょう。腸はからだの内側ではないかと思いがちですが、じつは食物という異物との接点としては外界とも考えられます。みなさんは毎日、食事をしていますよね。腸には自分のからだとは異なるたんぱく質が絶えず入ってきては、栄養として取り込まれてゆきます。「人体と異なるたんぱく質をからだに受け入れるように働く能力」を人間は備えています。それを「寛容」というのでしたね。**食べると腸から受け入れるチカラが働くこと**を「経口免疫寛容」といいます。

この経口免疫寛容を証明したイギリスから報告された研究があります。アトピー性皮膚炎と卵アレルギーのある生後4〜10カ月の乳児640人に対して、半数はピーナッツを食べ始めるグループ（ピーナッツそのものだと気管に入ると危険ですので、「バンバ」というピーナッツを使ったウエハースが使用されています）、もう半数はピーナッツを除去したグループにランダムに分け、5歳まで経過をみていったのです。

▶ Du Toit G, et al. N Engl J Med 2015；372：803-13.　☞ PMID：25705822

すると、ピーナッツを食べ始めたグループのほうが、ピーナッツアレルギーの発症が10分の1になったのです。食べていることで腸から「経口免疫寛容」を誘導されたことを証明した研究といえるでしょう。

（ようやく結論ですね）皮膚と腸、つまり「経皮感作」と「経口免疫寛容」という2つのルートは、アレルギーという学問の世界において大きな考え方の軸になっています。この2つの経路が鍵となりますので、よ〜く覚えておいてくださいね（ほむん！）

▶ Lack G. J Allergy Clin Immunol 2008；121：1331-6.　☞ PMID：18539191

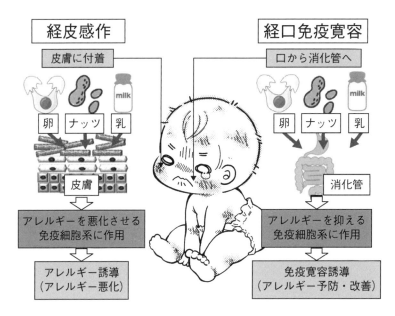

PMID：18539191 を参考に筆者作成

経皮感作（悪化）と経口免疫寛容（改善）の2つのルート

この本でも、さまざまな質問に、この2つのルートから説明できるお答えがたくさんでてくることになります（10章）。

---

*¹ IgE 抗体：IgE 抗体は、ダニ、スギ花粉、卵白などのアレルゲンにだけ反応する（特異的）抗体として体内でつくられる。アレルギー反応が強い人ほど特異的 IgE 抗体量が高い数値になる。抗体検査では 200 種類以上のアレルゲンに対する抗体を測定でき、0～6 の 7 段階で示す。

*² 肥満細胞：マスト細胞ともいう。気管支、鼻粘膜、皮膚など外界と接する組織に存在する細胞。炎症や免疫反応などの生体防御機構に重要な役割を担い、IgE 抗体を介したアレルギー反応の主要な役割を演じる。

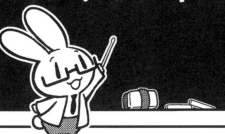

2. ほむほむ先生、
　アレルギーの成長曲線をひもとく

小児アレルギー教室（5段階評価）
頻出度 🐰🐰🐰🐰
難易度 🐰🐰🐰
解決度 🐰🐰🐰

 こちらで、もっと具体的にお話するよ

〇アトピー性皮膚炎

13章 アレルギーと遺伝のお話

16章 皮膚のバリア機能のお話

18章 ステロイド薬とスキンケアのお話

〇食物アレルギー

9章　舌下免疫療法と食物アレルギーのお話

11章 経口免疫療法と経皮感作のお話

21章 アトピー性皮膚炎と食物アレルギーのお話

アトピーマーチ って、知ってますか…？

いきなりですが、アレルギーに関連した病気は、

それぞれ発症しやすい「年齢」や「順序」があります。

例えば、子どものアレルギーの病気は「**アトピー性皮膚炎で始まり ➡ 食物アレルギー ➡喘息やアレルギー性鼻炎の発症というパターン**」が多いことがわかっています。この順序だって発症してくる様子を行進曲（マーチ）にたとえて、【アトピーマーチ】と呼ばれています。

▶ Paller AS, et al. J Allergy Clin Immunol 2019；143：46-55. ☞ PMID：30458183

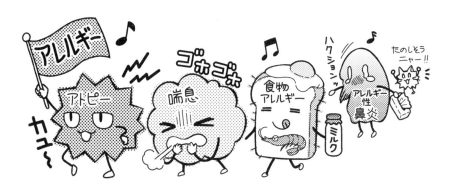

そして、こんなことをいわれたことはないでしょうか？　「**アトピー？　小さいときのアトピーは大きくなったら治るよ**」「**喘息？　あなたも小さい頃よくぜいぜいしていたけど、大きくなったら治ったよ**」、こんな話です。たしかに、子どものアレルギーの病気は、成長するにつれてよくなることも期待できます。しかし一方で、「治らないことも」「新しく発症してくる」場合もありますし、いったんよくなったようにみえても「再度悪化する」こともあります。この成長とともに変化するアレルギー疾患、❶アトピー性皮膚炎、❷食物アレルギー、❸気管支喘息に関して考えてみましょう。

アトピー性皮膚炎 は、いつ頃発症し、いつ頃改善するの…？（子どもの側から）

子どものアトピー性皮膚炎は、**生後 6 カ月までに 45%、1 歳までに 60%**に最初の症状がみられたという報告があります。

▶ Illi S, et al. J Allergy Clin Immunol 2004；113：925-31. ☞ PMID：15131576

そして、小さいときに発症したアトピー性皮膚炎は 10 歳までに徐々に改善してくるのです。例えば、台湾において生後 2 歳までにアトピー性皮膚炎を発症した 1,404 名のその後の経過をみた研究があり、経過観察中に**およそ 7 割がよくなった**と報告されています。

▶ Hua TC, et al. Br J Dermatol 2014；170：130-5. ☞ PMID：23980909

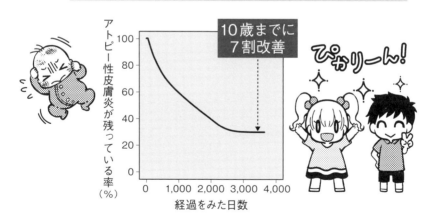

PMID：23980909 を参考に筆者作成

小児アトピー性皮膚炎は、どれくらいよくなるのか？

また、**子どものアトピー性皮膚炎はいくつかのパターンに分けられる**ことがわかっています。例えば、ドイツで行われた小児1,038人が参加した研究によると、①2歳未満で発症して改善したグループ（9.2％）、②2歳未満で発症して持続したグループ（6.5％）、③2歳以上で発症したグループ（4.8％）、④発症しなかったグループ（79.5％）に分けられました。いろんなパターンがあるわけです。

▶ Roduit C, et al. JAMA Pediatr. 2017；171：655-62. ☞ PMID：28531273

アトピー性皮膚炎 は、いつ頃発症し、いつ頃改善するの…？（成人の側から）

しかし、成人の側からみてみると、違う景色がみえてきます。ドイツのボン大学からの報告で、成人のアトピー性皮膚炎患者725人を分類してみたら、やはり、さまざまな経過のパターンがありました。そしてもっとも多いのが2歳までに発症し、成人まで続いていたグループだったのです（**3割以上**）。そして全体をみても、子どもの時期に発症したグループは**半数以上**いたのです。

さらにいえば、2歳未満で発症して成人まで持続していたグループは、**もっとも食物アレルギーを発症しており**、眉毛の一部が抜けたり、目の下のシワが深く刻まれていたり、目の周囲の色素沈着が強くあったり、アレルギー体質（IgE 抗体検査[*1] が「陽性」＝感作[*2] されている）である可能性が高かったのです。

▶ Garmhausen D, et al. Allergy 2013；68：498-506. ☞ PMID：23452057

違う研究なので、一緒にすることはできないかもしれませんが、10歳まで持ち越してしまった3割が、成人になってもアトピー性皮膚炎をもっている…とも考えられます。

ではここで、ちょっとまとめてみましょう。アトピー性皮膚炎に関して、子どもの側からみると、「小さいときに発症したアトピー性皮膚炎の7割程度は改善していく」といえるでしょう。一方で、成人の側からみると、「半数以上は子どものときに発症したアトピー性皮膚炎が続いている」ということになります。つまり、

子どもの側からみると、アトピー性皮膚炎は治りやすい
成人の側からみると、子どものときから続いている人が多い

というふうに大きな違いがあるように感じられるわけですね。

年齢 が高じてももち越してしまう理由って…？

子どもの時期のアトピー性皮膚炎を、成人になるまでもち越したくはないですよね。では、2歳未満に発症して、年齢が高くなるまでもち越してしまう要因はあるのでしょうか？　デンマークのコペンハーゲン行われた、小児411人を13歳まで継続して調査した研究があります。

▶ Thorsteinsdottir S, et al. JAMA Dermatol 2019；155：50-7. ☞ PMID：30427975

すると、アトピー性皮膚炎をもち越してしまう原因に、**診断時の重症度**が挙げられ、「いかにもアトピー性皮膚炎」という特徴を備えている方が、アトピー性皮膚炎をもち越しやすいことがわかったのです。このことは、「成人の側からみた」ドイツのボン大学の報告と合致しますね。つまり、

子どものときのアトピー性皮膚炎は、適切に治療を行ったほうがよい

といえるでしょう。

その際も治療の仕方にはコツがあります。例えば、**皮膚のバリア機能がもともと低い方が多**いのでスキンケアの仕方も重要になりますし（16章）、**皮膚の炎症を減らすためのケア方法**（18章）も考えていく必要性があるでしょう。さらに、持続する理由には、**もともとの体質も影響**します（13章）。

「体質を変える」ことはできなくても「カバーする」ことはできますし、ステロイド外用薬も丁寧な治療で減らすことを目標にできます。これらは各論でまた、お話ししましょう。

次に 気管支喘息に進みましょう

アトピー性皮膚炎は、発症した年齢や、症状の重さでいくつかのグループに分類できることがわかりましたよね。同じように**気管支喘息**にも、さまざまなパターンがあることがわかっています。例えば、アメリカのアリゾナ大学の研究結果により、子どもの喘息は、①一時的な喘鳴（ぜいぜいすること）、②アレルギーが関係しない喘鳴、③IgE抗体が関連した喘鳴・喘息（これが、「本当の喘息」といえるでしょう）という3種類に分けられることがわかっています。「IgE抗体が関連する」とは、アレルギーが関係すると言いかえられます。

▶ Stein RT, et al. Thorax 1997；52：946-52. ☞ **PMID：9487341**

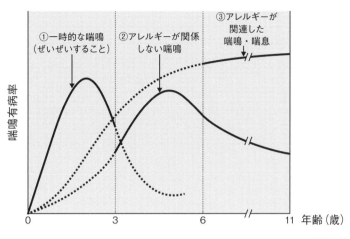

①一時的な喘鳴
（ぜいぜいすること）

②アレルギーが関係
しない喘鳴

③アレルギーが
関連した
喘鳴・喘息

喘鳴有病率

0　　　　　　3　　　　　　6　　　　11　年齢（歳）

PMID：9487341 より筆者改変

子どもの喘息・3 タイプ

ここで注意したいのは、①と②は「喘息」とはっきりいわずに、「喘鳴（ぜいぜいすること）」
と表現していることです。もともと乳児期の喘鳴は、気管支が細くて痰がよく出やすいの
で、気管支喘息でなくとも「ぜいぜい」しやすいのです。

特に、2 歳未満の喘息が本当の喘息かどうかを判定することは、専門医でも難しいことが多
いです。2 歳未満の早めの治療が、その後の経過を本当によくするかも、じつはよくわかっ
ていません（治療が無駄という意味では決してありません）。治療によりその後の寛解（また
悪化するかもしれない場合は「治癒」といわずに「寛解」といいます）を導かないのではない
かという報告もあります。

▶ Murray CS, et al.. Lancet 2006；368：754-62.　☞ **PMID：16935686**

▶ Guilbert TW, et al. N Engl J Med 2006；354：1985-97.　☞ **PMID：16687711**

ただ最近、「早めの治療によって一部の喘息の経過を変える可能性がある」ことが報告され
ています。カナダの小児病院の喘鳴のあった小児 525 人における研究です。

▶ Owora AH, et al. Pediatr Allergy Immunol.2018；29：612-21. ☞ PMID：29729041

この研究では、乳幼児期から発症した喘鳴で7歳まで持続してしまうタイプの場合は、乳幼児期から治療をしておくと、7歳時点の喘鳴しやすさが3割以上減ったとしています。やはり適切な治療をしたほうがいいのではないかというのが、ほむほむ先生の考えです。

では、6歳以降までもち越した「③本当の喘息（アレルギーが関連した喘鳴・喘息）」に関してはどうでしょう？　オーストラリアのメルボルンで行われた研究があります。7歳時点で喘息である484人を50歳までみていくという途方もない研究です。

▶ Tai A, et al. J Allergy Clin Immunol 2014；133：1572-8. e3. ☞ PMID：24495434

すると、7歳時点で「症状が軽い喘息」であった場合は6割以上が改善していましたが、重症喘息の場合は、2割も改善していなかったのです。

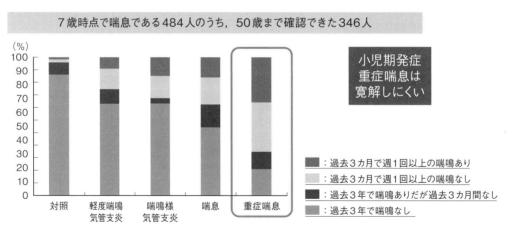

PMID：24495434 より筆者改変

7歳の喘息、50歳までにどれくらい治っている？

では、「小さいときの喘息がよくなっているようにみえる」のはなぜでしょうか？　5歳未満の「自然によくなる」グループがよくなっているのを「よくなっている」と感じている可能性があるということだろうと考えられます（ほむほむ）。

乳幼児の喘息がもち越される原因にはどんなことがあるのでしょうか？　35本の研究をまとめて検討した報告があります。

▶ Rodríguez-Martínez CE, et al. J Asthma Allergy 2017；10：83-98.　☞ PMID：28392707

例えば、重症の喘息発作のエピソードがあったり、IgE抗体をたくさんの種類の項目でもっていたりすると、喘息が長引くことが多いとされています。

アトピー性皮膚炎が、アレルギーの病気の最初にきて、その後気管支喘息を発症するという連鎖があるという「アトピーマーチ」のお話しを最初にしました。そして、アトピー性皮膚炎が長引くこと自体が、IgE抗体をもつリスクを上げることがわかっています。

▶ Lowe AJ, et al. Ann Allergy Asthma Immunol 2018；120：145-51.　☞ PMID：29413338

これらの結果をみると、**アトピー性皮膚炎を長引かせないように治療をがんばったり、喘息発作らしいエピソードがあるなら、早めに治療をしたほうがよいのではないか**と、ほむほむ先生は考えています。

最後に 食物アレルギーです

食物アレルギーもたしかに、自然によくなってくる可能性があります。まず どれくらいの人が治ってくるのかを考えてみましょう。食物アレルギーは**乳幼児期に発症する**ことが多くなります。特に、乳幼児期に発症する食物アレルギーの原因は「卵」「乳」「小麦」で全体の9割を占めます。これらの乳幼児期に発症した卵・乳・小麦アレルギーは、いつ頃よくなってくるのでしょう？ 乳幼児期に発症した食物アレルギーが、いつ頃治ってきたかを検討した報告をまとめたレビューがあります。その多くが、「最初の感作（IgE 抗体ができること）」でグループ分けをしています。

▶ Savage J, et al. J Allergy Clin Immunol Pract 2016；4：196-203；quiz 4. ☞ **PMID：26968958**

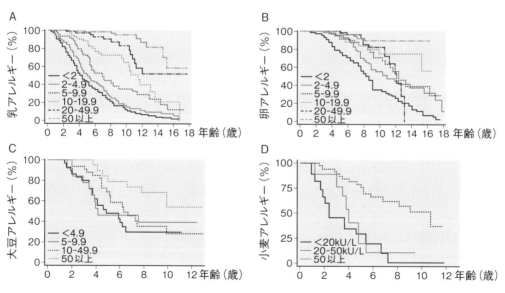

PMID：26968958 から引用（グラフ内の数字は IgE 抗体の数値（kU_A/L））

乳幼児期の乳・卵・大豆・小麦アレルギーは、いつ頃よくなっている？

この結果をみると、2歳未満で発症した食物アレルギーに関しては、**最初からIgE抗体が高い（＝感作が強い）と自然に改善する可能性が低い**ことがわかります。

感作は、アトピー性皮膚炎があると進みやすい

のでしたよね？　つまり、アトピー性皮膚炎が食物アレルギーを発症するリスクを上げるということです。例えば、アトピー性皮膚炎が食物アレルギーのリスクになるのかどうかを検討した66の研究をまとめた報告があります。

▶ Tsakok T, et al. J Allergy Clin Immunol 2016；137：1071-8.　☞ PMID：26897122

すると、乳児期のアトピー性皮膚炎は、食物アレルギーを発症するリスクを**6倍以上**にするという結果になりました。さらに、デンマークのオーデンセ大学において、卵アレルギーのある子ども130人に対し、卵アレルギーがよくなるかどうかを卵に対する感作の程度（＝IgE抗体の高さ）で確認した研究があります。

▶ Gradman J, et al. Pediatr Allergy Immunol 2016；27：825-30.　☞ PMID：27565949

経過中に卵に対する感作の程度が徐々に下がってきていると、改善する可能性が高く、逆に卵に対する感作の程度が徐々に上がっていると、改善する子どもはいなかったと報告されています。このIgE抗体の下がり方（もしくは上がり方）で、よくなってくるかどうかをみた研究は、乳や小麦でも同じような結果になっています。

▶ Koike Y, et al. Int Arch Allergy Immunol 2018；175：177-80.　☞ PMID：29393170

▶ Shibata R, et al. Ann Allergy Asthma Immunol 2011；107：337-43.　☞ PMID：21962094

すみません、難しくなってきましたね。何がいいたいかというと、例えば、乳児のときに卵アレルギーがあり、卵のIgE抗体の値がすごく高かったとしましょう。**高いならば、専門医に相談したほうがよい**のではないかということです。採血をするたびに大きく値が上がるよ

うならば、やはり要注意ということです。そして、その値が高くなる理由の1つには、「アトピー性皮膚炎が不安定だから」かもしれないということです。

もちろん食物アレルギーに関しては、感作だけではなく、さまざまな要因が関係してきます。アトピー性皮膚炎と食物アレルギーの関連（21章）、年齢が高くなってからの果物アレルギー（9章）や食物アレルギーの発症要因（11章）などを各論で詳しく説明していますので、参考にしてみてくださいね。

さて、今回は3つの主なアレルギー疾患、「アトピー性皮膚炎」「気管支喘息」「食物アレルギー」に関し、「成長と改善とその予測」に関してお話しました。ここでいえることは、単純に「大きくなったら改善する」という話にまとめることはできなくて、でも一方で、「大きくなったら改善する可能性」を十分に期待できるということもいえるということです。そして、その予想をしながら医師は治療にあたっていますが、個人的には、「皮膚の改善」が肝心な部分かなあと思っています（ほむほむ）。

*1 IgE抗体検査：血液中にあるIgE抗体を測定する血液検査。IgE抗体は、ダニ、スギ花粉、卵白などのアレルゲンにだけ反応する（特異的）抗体として体内でつくられる。アレルギー反応が強い人ほど特異的IgE抗体量も高い数値になる。抗体検査では200種類以上のアレルゲンに対する抗体を測定でき、0～6の7段階で示す。
*2 感作：特定の抗原（アレルゲン）に対して過敏に反応してしまうこと。具体的にはハウスダストや食物などに免疫が働いてアレルギー反応を起こすIgE抗体をつくり出す体質になる状態を「感作」という。

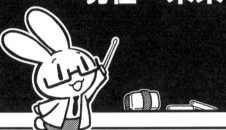

3. ほむほむ先生、気管支喘息の過去・現在・未来を考える

小児アレルギー教室（5段階評価）
頻出度 🐰🐰🐰🐰
難易度 🐰🐰🐰
解決度 🐰🐰🐰

 こちらで、もっと具体的にお話するよ

〇気管支喘息
　15 章 喘息とお薬の話

 過去 は未来に通じる…？

2019 年にほむほむ先生が Twitter（@ped_allergy）で、『吸入ステロイド薬の使用は、喘息による死亡率を低下させる』という 2000 年の研究報告を紹介したところ、思いがけず多くの「リツイート」や「いいね」をいただきました。

▶ほむほむ @ アレルギー専門医　☞ **https://twitter.com/ped_allergy/status/111080532035 8477824**

「未来につながるテーマとして過去を振り返るのは悪いことではないんだな…」、そう感じました。そこで、小児アレルギー学の主戦場といえる **「気管支喘息」「アトピー性皮膚炎」「食物**

アレルギー」の**過去・現在・未来**を考えてみましょう。まずこの章では、

子どもの気管支喘息の過去・現在・未来です。

ほむほむ先生が医師になった頃は、気管支喘息に注目されている時期でした。さらに前、1968年に医師になられた国立病院機構福岡病院の西間三馨先生によると、当時は気管支喘息により「なすすべもなく目の前で患者さんが次々と亡くなって」いたそうです。

▶海老澤 元宏, 他. 喘息・アレルギー 2017；30：85-93. ☞ ISSN：2424-1121

そして、ほむほむ先生が日本小児アレルギー学会に入会した頃、毎年開かれる学会で発表される研究内容は、気管支喘息の発表が多かったことを記憶しています。その後、気管支喘息の発表数は減ってきて、大きな関心は食物アレルギーに集まるようになりました。なぜなら、気管支喘息の子どもたちの状況が改善してきたからです。

▶柳田 紀之, 他. 日本小児アレルギー学会誌 2014；28：320-8. ☞ NAID：130004699426

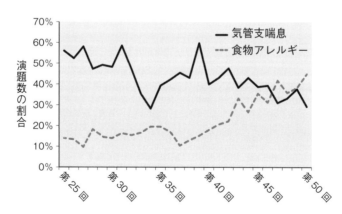

日本小児アレルギー学会の一般演題における分野別演説数の推移
第25回（1988年）以降の気管支喘息と食物アレルギーの一般演題数の推移を示す。第37回（2000年）付近から食物アレルギーの演題数が増加し始め、第46回（2009年）以降では気管支喘息の演題数を上回るようになった。

気管支喘息 で亡くなる人がなぜ少なくなったの？

なぜ、そのような大きな変化が起こったのでしょう。

気管支喘息が「気道の慢性の炎症」である

ということがわかり、治療の目標が定まって上手に治療ができるようになったからです。でも、「慢性の炎症」って難しい言葉ですね。ざっくりいうと、気管支喘息とは、気管支にアトピー性皮膚炎のような湿疹ができており、「慢性の炎症」とはその湿疹のようなイメージと想像するとよいでしょう（理由❶）。アトピー性皮膚炎みたいなかゆみは感じませんが、簡単な刺激に対して過敏に反応し、気管支の周囲に巻き付いている筋肉が締まって気管支が細くなって苦しくなるのです（理由❷・図）。

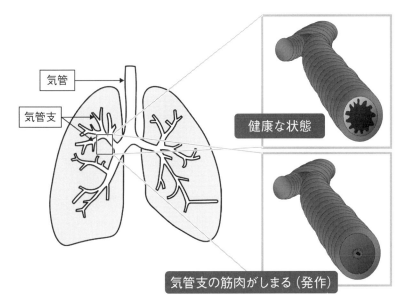

気管

気管支

健康な状態

気管支の筋肉がしまる（発作）

喘息は気管支の病気です

今ではこのことを知らない医師はいないくらいの基本的な気管支喘息のメカニズムですが、以前はその後半（理由❷）の「気管支の周りの筋肉が縮まって発作が起こる」が特に注目されていたのです。つまり、**気管支の周囲の筋肉が締まっているのをゆるめる治療（＝苦しさを一時的にとる）** に関心が集中していたのですね。

では、苦しさをとるために気管支の周囲の筋肉をゆるめる薬（＝**気管支拡張薬**）ばかり使っていると、どうなるでしょう？　最初はよいとしても徐々に悪化していき、亡くなる方が増えてしまうことがわかっています（15章）。そして、**「気管支の湿疹（慢性の炎症）」を治すこと（＝炎症を抑える）こそが、治療の目標対象である**ことが判明し、治療に反映されるようになったのは 1990 年代になってからでした。この理由❷から理由❶への流れが「なぜ？」のお答えになるのです。

吸入ステロイド の登場です

炎症を抑える薬でもっともよく使われるのは「**ステロイド**」です。じつはこのステロイドが臨床の現場で使われるようになったのは、1948 年に関節リウマチに対し使われたのが最初です。ベッドに寝たきりの患者が歩き出したということで一大ニュースになったという逸話があります。

▶ Hench PS, et al. Ann Rheum Dis 1949；8：97-104.　☞ **PMID：18623812**

そして、その時期にはステロイドが気管支喘息にも有効であることは、わかっていました。

▶ Randolph TG, et al. J Allergy 1950；21：288-95.　☞ **PMID：15428181**

しかし、ステロイドを内服したり点滴をしたりして「全身に行き渡らせる治療」は、長期に使用すると明らかな副作用があります。

▶井林 雄太，他．臨牀と研究 2019；96：401-4. ☞ ISSN：0021-4965

ステロイドを「いかに副作用を少なく」「目標とする場所に届かせるか」が考えなければならないことになってきたのですね。例えば、気管支喘息は、その名の通り気管支の病気ですから、気管支にそのまま効果があるような薬に改良されてきたのです。すなわち、全身にいきわたる量を減らし、直接目標とする気管支に届かせるようにつくられている**「吸入薬」**になってきたわけですね。

そして 1978 年、ベクロメタゾン（アルデシン®、ベコタイド®）というステロイドの吸入薬が使用できるようになったのです。しかし、あまり普及しませんでした。現在も一般的に広く使用される、ガスが出るタイプの吸入器ではありましたが、当時はフロンガスを使用していたため、気管支まで達しにくかったのだそうです。それに加え、うまく吸入する方法も一般の方に知られるような状況ではなく、気管支に達する薬より口の中の残る薬が多くなってしまい、「気管支に届くほどの量を使うと口の中にカビが生えてしまう」という状況だったそうです。

▶（再掲）海老澤 元宏，他．喘息・アレルギー 2017；30：85-93. ☞ ISSN：2424-1121

2000 年になってガイドラインの整備がはじまり、2003 年に副作用が少なく吸入効率のよい代替フロンを使用した吸入ステロイド薬（フルタイド® エアゾール）の普及が始まり、1998 年以降の薬剤では、治療効果がはっきり実感できるようになりました。ただし、それでも乳幼児ではなかなかうまく気道に届かせることが難しかったため、2006 年には、「ネブライザー（液状の薬剤を霧状にする専用の器械）」で用いている、液状のブデソニド（パルミコート® 懸濁液）が使えるようになり、5 歳未満の子どもも亡くなる方が大幅に減ったのです。そして 2018 年、

日本において小児喘息で亡くなる方ははじめて「ゼロ」

を記録しました。

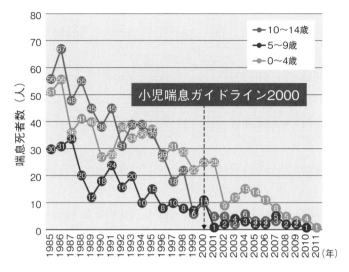

小児の喘息死は大きく減った

 ## しかし まだ問題点も多く残されています

イギリスでは、11 人に 1 人が喘息の薬で治療されています。しかしそのうち 5％がたくさんの吸入ステロイド薬を使用しても症状を安定させることができていないとされています。

▶ Cook J, et al. J Asthma Allergy 2017；10：123-30. ☞ PMID：28461761

つまり、治療の発達でほとんどの子どもたちが改善している一方で「難治喘息」がクローズアップされるようになったのです。

ここには、いくつかの問題点があります。

まず、吸入ステロイド薬をどれくらい使うのが適切かをみるための検査が、不十分であったという点です。アトピー性皮膚炎は皮膚の病気ですから、見た目である程度ひどいかどうかわかりますが、気管支の炎症は全く目にはみえません。気管支粘膜生検といって、気道の一部を内視鏡でとってくるような方法は、ふつうはできないからです。つまり、

「慢性の炎症がどれくらいか」を簡単にみるための検査が必要だった

のです。そして 2013 年に保険適用されて、「**呼気一酸化窒素**」検査が測定できるようになりました。気道のアトピー性皮膚炎のような炎症がひどくなってくると、吐く息の中の一酸化窒素（二酸化炭素ではないですよ）が高くなることがわかり、それを簡単に測ることができるようになったのです。そして、**呼気一酸化窒素は、喘息の診断や悪化の予測に使われる**ようになりました。

▶ Tang S, et al. Clin Rev Allergy Immunol 2019；56：129-38.　☞ PMID：27444490

▶ Petsky HL, et al. Thorax 2018；73：1110-9.　☞ PMID：29858277

呼気一酸化窒素検査の問題は、小さいお子さんではやはり検査が難しいことです。一般的には小学校低学年くらいからが可能です。

🐰 **難治喘息** の治療はこう変わる

では、吸入ステロイド薬でもなかなか治らないような難治喘息に対する治療はどのようになっていくのでしょう？　ご安心ください。有望な治療がすでに臨床現場で使われるようになってきています。

1章で、**感作（＝IgE 抗体を獲得すること）**がアレルギーの原因の 1 つであること、さらに免疫細胞はさまざまな「**情報伝達物質（サイトカイン）**」を出して互いに情報をやり取りしているということをお話しました。そしてこれらの IgE 抗体を中和したり、サイトカインという情報伝達を邪魔する薬が開発されてきています。これらは、

（ば〜ん！）「生物学的製剤」といいます。

▶ Katial RK, et al. J Allergy Clin Immunol Pract 2017；5：S1-S14.　☞ PMID：28143691

この生物学的製剤により、「**ステロイド吸入薬をたくさん使っても安定しない喘息**」をかなり治療できるようになってきています。

▶ Castro M, et al. N Engl J Med 2018；378：2486-96.　☞ PMID：29782217

▶ Yancey SW, et al. J Allergy Clin Immunol 2017；139：1167-75. e2.　☞ PMID：27726946

ただしやはり問題点はあります。現在のところこれらの多くが大人用の薬であり、一部の薬剤が 12 歳以上に使えるのみという状況なのです。また、これらの薬は「極めて高価であること」「注射薬であること」「その効果が長続きしないために定期的に受診をしなければならないこと」なども問題点として挙げられます。

そしてこれらの薬をもってしても、治療効果が十分上がらない方もいます。というのも、これまでは気管支の「アトピー性皮膚炎のような湿疹」を治療することに重点が置かれていたため、「アレルギーに関係が薄い」喘息の治療薬が開発されていなかったからです。

▶ Froidure A, et al. Eur Respir J 2016；47：304-19.　☞ PMID：26677936

最近になり、アレルギーに関係なさそうな「難治喘息」が一部あることがわかってきて、そのような喘息をどのように治療するかが、今後の課題としてクローズアップされてきています。

この章では、気管支喘息の治療の歴史やこれからの課題をお話ししてきました。もちろん多くの場合は、現在ある治療で十分効果が期待できますので、かかりつけ医の先生に説明いただいて、治療に向かってくださいね。

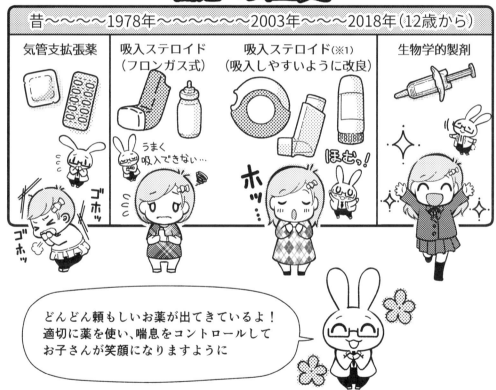

※1 吸入ステロイド薬は、2003年に改良されたガス式のフルタイド®エアゾールが
2006年にネブライザーを使用したパルミコート®懸濁液が使用可能になりました。

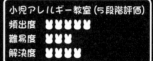

4. ほむほむ先生、アトピー性皮膚炎の過去・現在・未来を考える

小児アレルギー教室（5段階評価）
頻出度 🐰🐰🐰🐰🐰
難易度 🐰🐰🐰
解決度 🐰🐰🐰🐰

 こちらで、もっと具体的にお話するよ

○ステロイド外用薬

　18章 ステロイド薬とスキンケアのお話

○皮膚のバリア機能（保湿剤）

　13章 アレルギーと遺伝のお話

 ## ステロイド外用薬 の登場！

「アトピー性皮膚炎」という病気は、1923年にCoca医師が提唱し、1933年にSulzberger医師が初めてその名をつけました。

▶塩原 哲夫，他．皮膚アレルギーフロンティア 2019；17：42-62. ☞ ISSN：1348-7280

そして、ステロイド外用薬は、アトピー性皮膚炎の治療戦略の主な柱です。ステロイド自体

は1948年に初めて臨床に使われるようになったことを、3章の「気管支喘息の過去・現在・未来を考える」でお話ししましたね。そしてステロイドは「内服をしたり」「点滴で使う」という方法、つまり全身に行きわたらせる方法では副作用が大きくなることもお話ししました。そのため、病気のある部分に直接届かせて「全身的な」副作用を減らし、より効果を高くしようとしたのが喘息に対する「**吸入ステロイド薬**」だったわけです。

アトピー性皮膚炎に対しても、ステロイドの副作用を減らし、病気の場所に直接効果がある薬剤が開発されることになります。

それが「ステロイド外用薬」です。

病気の場所だけに使うという考え方から、皮膚の病気であるアトピー性皮膚炎は、湿疹のある皮膚に直接塗ろうとなるのは当然の流れだったといえるでしょう。

5段階 あるの、知っていました…？

ステロイド外用薬の歴史は古く、1953年には、早くも国内初めてのステロイド外用薬が実用化されています。そしてさまざまな強さのステロイド外用薬が開発され、1978年には、現在も使用されている最強ランクのステロイド外用薬が登場しています。ところで読者の方々は、

ステロイド外用薬には、強さが5段階ある

ということをご存知でしょうか？　ステロイド外用薬は、湿疹のひどさや塗る場所に応じて使い分けが必要になってくる薬なので、5段階の強さが取り揃えられています。そしてこの時期に、これら5段階がすでにそろっていったわけです。実際には、Ⅰ群は強すぎて、Ⅴ群は弱すぎてあまり子どものアトピー性皮膚炎には使われず、Ⅲ群とⅣ群を使うことが多いです。

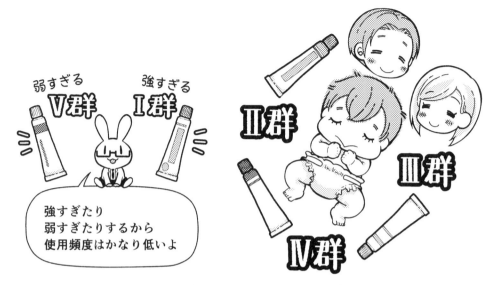

強すぎたり
弱すぎたりするから
使用頻度はかなり低いよ

ステロイド外用薬には5段階の強さがある

アトピー性皮膚炎は、からだを守るための皮膚の一番表面の強い組織、角層が傷み、行き過ぎた免疫反応が起こることで皮膚の状態がひどくなっていきます。もともと免疫反応は、外敵（細菌や有害な異物など）からからだを守る働きでもあるのですが、「免疫反応が行き過ぎてしまって炎症を起こした皮膚」では、免疫細胞が患部にたくさん群がってきて情報が乱れ飛びます。そして免疫細胞を患部に届けるために膨れ上がった血管により、さらに湿疹をひどくしていくのです。ステロイド外用薬は、その免疫細胞の働きや情報伝達を抑え（その結果、炎症が抑まる）、血管を縮ませる働きをもっています（18章）。しかし、

ステロイド外用薬に副作用がないわけではありません。

ステロイドは炎症を抑えたり、血管を縮ませたりする作用があります。すなわち、皮膚は一時的に、「炎症のない色白肌」になるのです。そのため、まだ十分副作用がわかっていな

かった時代に、化粧の下地に用いると化粧ののりがよくなることも知られるようになり、毎日使用し続ける人が出てきたのです（こんな使い方をしてはいけませんよ！）。そして1970年代にステロイド外用薬が市販薬でも購入できるようになると、それらの問題がはっきりしてきたのです。

▶ 五十嵐 敦之. 診断と治療 2011；99 supple：383-91.　☞ ISSN：0370-999X

 副作用 のあれこれ

ステロイド外用薬は、くり返し「同じ場所に毎日」塗り続けると、❶皮膚の角層が薄くなっていきます（18章）。また皮膚血管を収縮させる作用をくり返し与えすぎると、血管は収縮することができなくなり、「細い血管が拡張したまま戻らなくなる」ことがあります。「**毛細血管拡張**」といいます。そして特に、顔はステロイド外用薬の吸収がよい場所です。すなわち副作用も出やすいため、「赤ら顔」になって治りにくくなってしまうのです。

▶ Feldmann RJ, et al. J Invest Dermatol 1967；48：181-3.　☞ PMID：6020682

そのステロイド外用薬を使い続けて生じた赤ら顔が、特にひどくなった状態を「**酒さ様皮膚炎**」といい、回復が難しくなってきます（治療ができないという意味ではありません）。

▶ Rathi SK, et al. Indian J Dermatol Venereol Leprol 2011；77：42-6.　☞ PMID：21220878

そして1980年代から医療訴訟問題が起き、1990年代にはステロイド外用薬を過度に避けることを勧める報道なども出てくるようになったのです。そして、「**アトピービジネス**」が台頭するようになってきました。ステロイド外用薬に対する否定的な考え方をもつ方が増えてきても仕方がない時代ともいえます。とりわけ、ステロイド外用薬を強く避ける考え方を

「ステロイド忌避」といいます。

1946～2016年までの研究結果をまとめた報告では、ステロイド忌避は21.0～83.7%もあり、アトピー性皮膚炎の治療がうまくいかない原因になることがわかっています。

▶ Li AW, et al. JAMA Dermatol 2017；153：1036-42. ☞ **PMID：28724128**

すなわち、ステロイドを過度に避ける考え方は、「ステロイド外用薬の副作用に対する配慮が十分でなかった時代の産物」であったともいえるかもしれません。

 ## ステロイド外用薬 をより適切に使う流れ

アトピービジネスは多くの問題点を抱えていました。例えば、「ステロイド外用薬は入っていない」という表示をしながら、じつは強力なステロイドが含まれているという事件も頻発したのです。

▶医薬品成分（副腎皮質ステロイド）が検出された外用剤について. ☞ https://www.mhlw.go.jp/index.html

ほむほむ先生が医師になった頃は、ステロイド外用薬に対するネガティブなイメージを強烈に抱く方も多くいらっしゃいました。アトピー性皮膚炎が大きく悪化すると、ステロイド外用薬の使用に関係なく、子どもでも白内障（眼球のレンズが曇る）や網膜剥離（眼球の裏側にある「光を投影するスクリーンにあたるもの」がはがれる）が多く発症します。

韓国で行われたアトピー性皮膚炎のある平均年齢3.47歳の子ども34,375人が、その後10年間で白内障発症や手術をすることが多くなるかを検討した報告があります。すると、重症のアトピー性皮膚炎があると、**白内障が1.94倍多く発症し、白内障手術が5.48倍多くなった**のです。実際に昔は、初診の子どもたちの目の検査をすると、白内障や網膜剥離がみ

つかることもよく経験しました（ほむん…）。

▶ Jeon HS, et al. JAMA Ophthalmol 2018；136：912-8. ☞ PMID：29879279

さらに、乳児期に重症になったアトピー性皮膚炎は、脳萎縮を起こしたり、それによって亡くなるお子さんの報告もあります。

▶小林 達雄，他. 小児科臨床 2003；56：2161-6. ☞ NAID：40005987524

▶永島 敬士，他. 交通医学 1986；40：6-13. ☞ ISSN：0022-5274

そんな状況から、2000 年に**日本皮膚科学会編『アトピー性皮膚炎治療ガイドライン』**が発刊されました。ガイドラインとは、治療方針を公式に決めた指針のことです。

▶川島 眞，他. 日本皮膚科学会雑誌 2000；110：1099-104. ☞ NAID：10007724330

さらに、毎日塗り続けると副作用の心配があるステロイド外用薬を、副作用を軽くしながら効果的に使う方法が、2000 年頃に登場したのです。それが、

「プロアクティブ療法」です。

プロアクティブ療法は、ステロイド外用薬などの炎症を治める薬を十分使用し、表面上はきれいになったけれども**再度悪化する可能性のある皮膚の下の湿疹を、徐々に治めていく治療法**です（18 章）。

▶加藤 則人. アレルギー 2018；67：1414-7. ☞ ISSN：0021-4884

比較的新しい治療法ですが、2016 年に行われた日本小児アレルギー学会の会員へのアンケート調査では、プロアクティブ療法を「知らない」と答えたのは 4.6％しかおらず、実施したことがある会員は 79.6％もいました。

▶二村 昌樹，他. 日本小児アレルギー学会誌 2016；30：91-7. ☞ ISSN：0914-2649

つまり、現在では「かなり普通に行われる」治療ということですね。そして、プロアクティブ療法が日常に使われるようになることで、副作用が減り、皮膚が安定する子どもが増えました。

まだまだ続く アトピー対策！

さらに、**タクロリムス軟膏**が 1999 年に現れました。タクロリムス軟膏とは、ステロイド外用薬と同じように皮膚の炎症を収める外用薬ですが、ステロイドではありません。「免疫抑制薬*¹」であるタクロリムスを薄めた軟膏です。タクロリムス軟膏は、「ステロイドのように皮膚を薄くしたり」「毛細血管拡張を起こさない」ので、特に顔などの副作用が起きやすいところに使いやすいのです。そして 2003 年からは 2 歳以上の子どもにも使えるようになったことから、現在ではひろく使われるようになりました（ほむほむ！）。

武器が増えることは、アトピー性皮膚炎の治療を大きく変え、例えば、目の合併症を減らすことにつながりました。東京医科大学で行われた、1991〜93 年と 2012〜15 年に受診された成人のアトピー性皮膚炎の方々の研究があります。すると、1991〜93 年には網膜剥離が 2％に認められましたが、2012〜15 年では 1 人もいなかったのです。

▶ Yamamoto K, et al. Jpn J Ophthalmol 2019；63：410-6. ☞ PMID：31243592

ずいぶん、状況が変わってきたといえるでしょう。研究が進んだのはステロイド外用薬やタクロリムス軟膏だけではありません。2006 年、「**フィラグリン**」というたんぱく質が皮膚のバリア機能に関係していて、フィラグリンの遺伝子の問題があると、アトピー性皮膚炎を発症しやすいことがわかりました（13 章）。

▶ Palmer CN, et al. Nat Genet 2006；38：441-6.　☞ PMID：16550169

そして皮膚のバリア機能が下がることこそが、アトピー性皮膚炎の発症の引き金になっていることがわかってきたため、

皮膚の炎症（湿疹）を減らすだけでなく、
皮膚のバリア機能を補強することが重要である

ことが注目されるようになったのです。つまり、もともとアトピー性皮膚炎の大きな治療の柱だった**保湿剤に、さらに注目が集まるようになったのです。**

保湿剤 の意義、再確認（ほむん！）

ついに2014年、日本から保湿剤によりアトピー性皮膚炎の発症を予防できるという研究結果が発表されました。

▶ Horimukai K, et al. J Allergy Clin Immunol 2014；134：824-30.　☞ PMID：25282564

この研究では、ご両親もしくはごきょうだいに1人以上のアトピー性皮膚炎がある赤ちゃん118人が集められました。ランダムに分けた片方は保湿剤をしっかり塗っていき、もう片方は、乾燥したところだけワセリンを塗るという方法で、生後32週（約8カ月）まで観察していったのです。すると、

毎日保湿剤を塗ると、3割程度アトピー性皮膚炎の発症が少なくなる

ことがわかりました。2020年に2本の大規模研究が海外から発表され、保湿剤を使ってもアトピー性皮膚炎の発症に差がなかったという研究結果となりましたが、それぞれの研究は「ワセリンを中心とした外用薬（保湿成分が含まれていない）であったり」「きちんと塗れてい

たかどうかのデータが不十分だったり」「バスオイルを使っているだけだったり（保湿剤を塗るという方法ではないということ）」など、まだ検討が必要そうな状況です。

▶ Chalmers JR, et al. Lancet 2020；395：962-72.　☞ **PMID：32087126**

▶ Skjerven HO, et al. Lancet 2020；395：951-61.　☞ **PMID：32087121**

ほむほむ先生は、保湿成分が含まれた保湿剤を1日2回でたっぷり塗ると、効果があると考えており、現在、海外でそのような方法を使った研究が進行中です（わくわく！）。少なくとも、すでに発症したアトピー性皮膚炎に対してステロイド外用薬を塗って皮膚を安定させたあとに、保湿剤を毎日塗っていくことは効果がはっきりしています。つまり、ステロイド外用薬の使用を減らしたり、皮膚が安定している状況を長くすることがさまざまな研究で明らかになっているのです。

▶ Tiplica GS, et al. J Eur Acad Dermatol Vehereol 2018；32：1180-7.　☞ **PMID：29419920**

▶ Tiplica GS, et al. Pediart Dernatol 2017；34：282-9.　☞ **PMID：28271540**

今後、「どんな保湿剤を」「どのように使うのか」が研究されていくことになりそうですね。

 # 今後 もっと治療がよくなるの…？

今では、ステロイド外用薬とタクロリムス軟膏のみだった皮膚の炎症を抑える外用薬も、新しいメカニズムのものが登場しそうな情勢になってきました。それは、

PDE4 阻害薬という外用薬です。

すでに米国では承認されており小児適用もあるため、今後が期待されています（日本では2020年12月現在未承認です）。

▶ Paller AS, et al. J Am Acad Dermatol 2016；75：494-503. ☞ **PMID：27417017**

成人では、さらに大きな動きが出てきています。例えば最近、

JAK 阻害薬という外用薬も保険適用

となりました (15 歳以上のみ)。今後、子どもに使用できることになりそうです。

▶ Nakagawa H, et al. J Allergy Clin Immunol 2019；144：1575-83. ☞ **PMID：31425780**

大人では、3 章でもお話した、免疫細胞が出す情報伝達物質を直接妨害するような「**生物学的製剤**」が使えるようになってきています。特に、大人の重症のアトピー性皮膚炎に使われるようになってきた「デュピルマブ (商品名：デュピクセント®)」は、保険で使用できるようになりました。

▶ Han Y, et al. J Allergy Clin Immunol 2017；140：888-91. ☞ **PMID：28479326**

残念ながら、この記事を書いている 2020 年 12 月段階では、デュピルマブをはじめとした生物学的製剤は小児では使える予定はありません。しかし、乳幼児期のアトピー性皮膚炎は、長引いた大人のアトピー性皮膚炎に比較すると、ステロイド外用薬やタクロリムス軟膏の効果が高く安定させやすいですし、もし**大人までひどいアトピー性皮膚炎を持ち越したとしても、「奥の手」がある**ともいえます。

[*1] **免疫抑制薬**：免疫反応において中心的な役割を担う「細胞の働き」や「細胞の増殖」などを抑える免疫抑制作用がある薬。臓器移植や血液疾患などに適応がある。

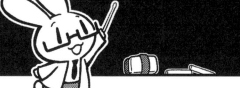

5. ほむほむ先生、食物アレルギーの過去・現在・未来を考える

小児アレルギー教室（5段階評価）
頻出度 🐰🐰🐰🐰🐰
難易度 🐰🐰🐰🐰🐰
解決度 🐰🐰

 こちらで、もっと具体的にお話するよ

○オボアルブミンとオボムコイド（卵のたんぱく質）

23章 卵アレルギーと母親の食事制限のお話

25章 卵が食べられるようになったあとの卵アレルギーのお話

○経皮感作

26章 卵アレルギーとインフルエンザワクチンのお話

○経口免疫寛容

10章 改善と悪化、シーソーゲームのお話

11章 経口免疫療法と経皮感作のお話

○経口負荷試験

22章 経口免疫療法と時間と再発のお話

今 もっとも話題の食物アレルギー

さて、子どもの気管支喘息とアトピー性皮膚炎の「過去・現在・未来」をみてきました。次は小児アレルギーの分野で、現在もっとも問題になっているであろう食物アレルギーです。気管支喘息やアトピー性皮膚炎に引き続き、食物アレルギーに関しても大きな方向転換がされてきています。けれど、

つい 20 年ほどまでは、食物アレルギーの治療は
「その食物の完全除去」が主流でした。

食物アレルギーのあるお子さんは、ほとんどが感作[*1]（アレルギーの程度を示す IgE 抗体[*2]が陽性になること）されています（1 章）。そのため、「血液検査の IgE 抗体が陽性だと除去食」という治療が行われていたのです。しかし、IgE 抗体が陽性というだけで除去食という方法は、「やりすぎ」になる可能性があることも 1 章で解説しました。そういえば 1998 年にほむほむ先生が医師になった頃、**食物経口負荷試験**（実際食べてみて、アレルギー反応があるかどうかをみる検査）が医学雑誌に紹介されるようになってきた時期でした。ただその頃は、医学雑誌でも食物アレルギーに関する特集が組まれることはほとんどありませんでした。当時は、食物アレルギーよりも気管支喘息に注目が集まっている時期で、まだまだ食物アレルギーに関する研究が盛んではなかったからです（3 章）。

実際、1991 年に米国に留学された海老澤元宏先生（私が尊敬している先生のお 1 人）が著書の中で、アレルギー専門医の中ではレジェンドであるサンプソン先生の食物アレルギーの講演に参加されたところ、数名程度しか聴衆がいなかったという逸話を紹介されています。

▶海老澤 元宏. 歴史的背景と概念の変化 症例を通して学ぶ食物アレルギーのすべて. ☞ ISBN：9784525284824

今注目の食物アレルギーでありますが、ひと昔前の情勢はだいぶ違ったのです。

食物負荷試験 が保険適用に

そんな情勢の中、2001 年にサンプソン先生から食物アレルギーの診断に関する画期的な報告が発表されました（だだ〜ん！）。食物アレルギーを疑われた子ども 100 人に関し、感作の程度（IgE 抗体の高さ）を調べたうえで、実際にその食物を食べてもらって、どれくらいの頻度で症状があるかを確認し、さらに統計的なグラフにしたのです。

▶ Sampson HA. J Allergy Clin Immunol 2001；107：891-6. ☞ PMID：11344358

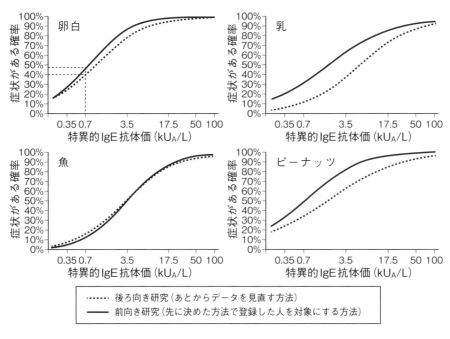

サンプソン医師のグラフ

この報告は、「血液検査が陽性だとしても食べられる場合が少なくない」ことをはっきり示していました。そして 2007 年には、日本においても食物アレルギーの子どもに対する同様

のグラフが発表され、今も広く参考にされています。

▶ Komata T, et al. J Allergy Clin Immunol 2007；119：1272-4. ☞ PMID：17337292

これらは、食物経口負荷試験、すなわち実際に食べてみて症状があるかどうかをみる検査を行っていくための大きな後押しになりました。2006年には入院での、2008年には外来での食物負荷試験が保険適用になり、**現在は300施設以上で食物経口負荷試験が実施**できるまでになったのです。

▶食物アレルギー研究会. 食物経口負荷試験 実施施設一覧 ☞ https://www.foodallergy.jp/ofc

ただ、食物経口負荷試験は、どうしてもリスクがあるうえに、症状があるかどうかを丁寧に観察していかなければならない人手が必要な検査です。そして負荷試験の結果を予測する前述のグラフは、負荷試験を行う病院によっても予想が同じとはいえず、さらに正確性を求める必要が出てきています。

 ## コンポーネント検査 って、な〜に？

そこで、現在はさらに「**コンポーネント検査**」という方法が提案されてきています。コンポーネント…（う〜ン）少し難しい言葉ですので、ちょっとだけ詳しめに説明してみますね。

ざっくりいうと、**コンポーネント検査とは、たんぱく質を部品ごとに分解して考える**方法です。例えば、卵もたくさんの種類のたんぱく質でできています。でも、そのたんぱく質も「アレルギーを起こしやすいたんぱく質」もあれば、「アレルギーを起こしにくいたんぱく質」までさまざまあるのです。もっとも多く含まれているのが「オボアルブミン」というたんぱく質で、それ以外にも「オボムコイド」などがあります。

これらを部品（＝コンポーネント）とみたて、部品ごとにアレルギーを考えよう

ということです。つまり、「卵白」に対する IgE 抗体検査は、これらのたんぱく質全体をみた検査です。たくさんの部品が含まれているので不正確になる場合がでてきます。

▶ Tuano KS, et al. Curr Allergy Asthma Rep 2015；15：32. ☞ PMID：26141579

できればたんぱく質ごと、すなわち「部品（＝コンポーネント）」ごとに検査をするほうが、より正確に判断できるだろうと考えられるのですね（25 章）。このコンポーネント検査は、保険で可能な範囲は限られていますが、徐々に使える検査項目が増えてきており、大きな診断の助けになっています。

2つの仮説 がトピックに。でも落とし穴が…

さらに 2008 年に、治療や予防における大きな転換点となる仮説がでてきました。1 章でお話した「経皮感作」と「経口免疫寛容*3」という大きな 2 つのルートを軸とした考え方です（「二重抗原曝露仮説」といいます）。つまり、「経皮感作」とは、

❶皮膚に湿疹があるときに皮膚にたんぱく質がくっつくと、
❷免疫細胞は、無害であるはずのたんぱく質を敵と認識して攻撃してしまう

という、アレルギーが起きるようになるという考え方です。そして「経口免疫寛容」とは、

❶消化管は「人間と異なるたんぱく質をからだに受け入れるように働く能力」を備えていて、
❷食べると、腸がそのたんぱく質をからだに受け入れるチカラが働く

ということでした。そこで、「もし食べられるならば、少しずつ食べていったほうがいいのではないか」という考え方が盛り上がってきました。しかし、特に「アレルギーがあるのに

食べていく」ということは、アレルギーを起こすリスクが増えることにも繋がります（ほむほむ）。例えば、「ピーナッツアレルギーがある場合に少しずつピーナッツを食べていく治療」を評価した 12 の研究を検討すると、ピーナッツを食べ続けたり、食べる量を増やしているときに強いアレルギー症状（アナフィラキシー）が起こるリスクが **3.12 倍にもなる**と報告されています。

▶ Chu DK, et al. Lancet 2019；393：2222-32. ☞ **PMID：31030987**

大きな事故も起こっています。2017 年、アラバマ州のバーミングハム小児病院において、牛乳を飲む検査を行った 3 歳のお子さんが、アナフィラキシーショックのために亡くなられるという事故が起きています。

▶ Alabama Boy, 3, Dies of Severe Reaction During Baked Milk Challenge Test. ☞ http://allergicliving.com

同じ年に日本でも、食物を少しずつ食べていく治療により、国内ではじめての重篤な有害事象が報告されています。

▶牛乳アレルギーに対する急速経口免疫療法後の維持療法中に生じた重篤な有害事象☞ http://kcmc.kanagawa-pho.jp

では、「食べていく」方法は、危険で絶対やってはいけない方法なのでしょうか？　除去していても「間違えて食べてしまって、強い症状が起こるというリスク」も厳然としてあるのです。実際に 2012 年、日本において給食でチーズを誤食し亡くなったという痛ましい事故がありました。

▶調布市立学校児童死亡事故検証結果報告書概要版☞ https://www.mext.go.jp

ここまででいえることは、**「食物除去」**も**「食物経口負荷試験」**も**「食べていって食べられる量を増やす治療」**も、**どの治療の選択をしてもリスクはある**ということです。

少量・一定 だとリスクを減らせるようです

ですので、多くの研究者は、食物アレルギーに対して実際に食べてみるという診断や治療を、どうやれば「安全性をあげて食べていけるのか」という点に、注目して研究を続けています。例えば、たくさん食べたり、食べる量を増やしていくと強い症状が出る可能性が高くなりますから、

少量で食べることができたら増やさず継続していく

という方法が提案されています。実際、卵や小麦、ピーナッツでは、少量で開始して同じ量で食べ続けていくと、完全に除去するよりも食べられる量は少しずつ増えてくるケースがあることがわかっています。

▶ Yanagida N, et al. Int Arch Allergy Immunol 2016；171：265-8.　☞ PMID：28049193

▶ Nagakura K, et al. Pediatr Allergy Immunol. 2020；31：371-9.　☞ PMID：31976576

▶ Blumchen K, et al. J Allergy Clin Immunol Pract 2019；7：479-91. e10.　☞ PMID：30423449

この考え方は、現在の食物アレルギーの治療の基本方針である「必要最小限の除去」に繋がっていきます。

▶海老澤 元宏, 他 (監修). 食物アレルギー診療ガイドライン 2016《2018 年改訂版》☞ ISBN：9784877942038

必要最小限の除去をして生活していくと、ある程度食べられるようになる可能性をあげられるからですね。しかし、ここで問題点が浮上してきました。

ここで、厄介な問題点が…

食物アレルギーのお子さんが、少しずつ食べ続けて食べられるようになったとしても、中断すると食べられなくなってしまうという現象がみえてきたのです（22 章）。

▶ Fleischer DM, et al. J Allergy Clin Immunol 2004；114：1195-201. ☞ **PMID：15536431**

この「中断すると食べられなくなる現象」を回避するためには、中断せず食べ続けていく必要があります。しかし、「いつまで」「どれくらいの頻度で」「どれくらいの量」を食べていけばいいのかはまだよくわかっていません。

▶ Anagnostou K, et al. Clin Exp Allergy. 2016 Jun；46（6）：782-4. ☞ **PMID：27228570**

ただ、「年齢によってその維持できる状況が違う」ことがわかってきました。乳児 640 人を生後 5〜10 カ月から 5 歳までピーナッツを食べ続けていくと、**ピーナッツアレルギーの発症が 10 分の 1** になるという研究があります。その研究では追加の検討も行われました。5 歳に達した子どもたちを、こんどは 1 年間ピーナッツを全員除去したのです。しかし、新しくピーナッツアレルギーを発症した子どもはほとんどいなかったのです（10 章）。

▶ Du Toit G, et al. N Engl J Med 2016；374：1435-43. ☞ **PMID：26942922**

つまり、より年齢が低いうちに食べはじめると、食物アレルギーを発症しにくく、安定しやすいのではないかという考えがでてきているのです。低い年齢の子ども達へのアプローチを突き詰めれば、まだ食物アレルギーかどうかはっきりしない年齢にまでさかのぼってくるわけですから、「治療」だけでなく「発症を予防する」という考え方も出てきました。このようにして、

アレルギーになりやすい食べものは、
離乳食として早めに開始したほうがよいのでは…

という研究が進んできたのです。そして現在、少なくともピーナッツや卵は、早めに始めておいたほうがよいだろうという考え方が大勢をしめています。

そして日本においても、2019年に12年ぶりに改定された『授乳・離乳の支援ガイド』において、卵黄を生後5〜6カ月に始めることが推奨されるようになりました。

▶授乳・離乳の支援ガイド（2019年改定版）☞ https://www.mhlw.go.jp/stf/newpage-04250.html

そして、つい最近、生後1〜3カ月に粉ミルクを飲み続けていた子どものほうが、乳アレルギーを発症しにくくなるという研究結果が発表されました。

▶ Sakihara T, et al. J Allergy Clin Immunol. 2020 (Online ahead of print). ☞ PMID：32890574

以前の、妊娠中や授乳中に除去食をするという話が、180度変わってしまったといえるでしょう。

未来 へ続く食物アレルギー治療

ただし、「早めに離乳食に卵を開始する」という方法には、いくつかの成功させるための条件があることもわかってきました。卵に関しては離乳食を取り入れる場合は、特に**皮膚を安定させてから、加熱した卵を少ない量から開始する必要性**があります（10章）。

▶「鶏卵アレルギー発症予防に関する提言」の解説（小児科医向け、患者・一般の方向け）について▪ https://www.jspaci.jp

このように、食物アレルギーの進歩や考え方のアップデートはすごい勢いで変わってきています。ご心配な場合は、詳しい医師に相談することをお勧めします（6章）。

そう、わからないことがあったら専門のお医者さんに相談する。ここ、じつはとても大事なポイントなんです。この本も基本

「ご自身での考えで治療するのではなく、ご心配な場合はお医者さんや専門医へ」

の流れ、そして「お医者さんがお勧めする治療（**標準治療**）を中心に、医療者と相談しながら一緒に治しましょうね」ということを述べています。

え〜と（話が少しそれてしまいましたが）、食べるときのリスクを減らす研究は、現在も続けられています。例えば、3章と4章でもお話した「**生物学的製剤**」を食物アレルギーにも活用しようとする方法があります。そして最近、「オマリズマブ」という、アレルギー体質に関係するIgE抗体を中和する生物学的製剤を使うと、食べたときの強い症状を抑えるのではないかという報告がなされました。

▶ Andorf S, et al. Lancet Gastroenterol Hepatol 2018；3：85-94. ☞ **PMID：29242014**

しかし、そのオマリズマブを中断すると、再度食べられなくなる人も出てくるという研究結果もあり、まだまだ、検討は必要そうです。

▶ Martorell-Calatayud C, et al. Pediatr Allergy Immunol 2016；27：544-6. ☞ **PMID：27003835**

---

*[1] 感作：2章をみてね。
*[2] IgE抗体：1章をみてね。
*[3] 経口免疫寛容：生命にとって口から摂取する食物は明らかに異物だが、エネルギー等として吸収するために異物と認識せず、免疫反応（防御反応）を起こさない仕組みを「寛容」という。

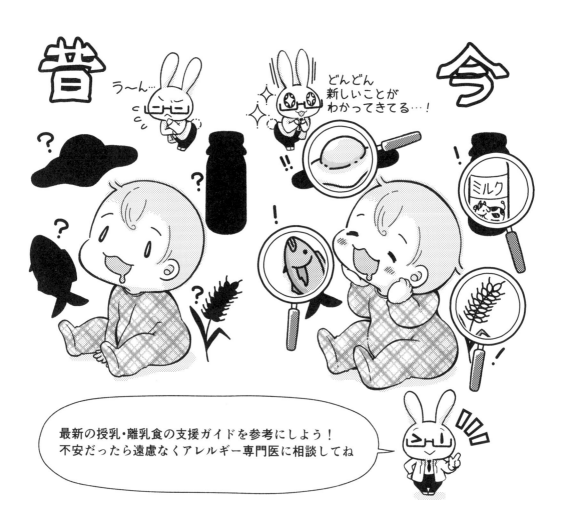

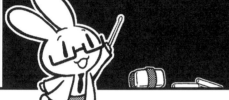

6. ほむほむ先生、アレルギーが心配なときの受診先を考える

小児アレルギー教室（5段階評価）
頻出度 🐰🐰🐰🐰🐰
難易度 🐰
解決度 🐰🐰🐰🐰🐰

 こちらで、もっと具体的にお話するよ

〇より信頼できる医師とは

・オープニング 授業が始まりますよー！（標準治療・エビデンスレベル）

・全章に関連。ほむほむ先生のお話（患者さんとお医者さんの橋渡し情報が満載！）

 アレルギー疾患 って、いろいろありますよね

日本アレルギー学会が、患者さんに向けてわかりやすくアレルギーの病気を解説した「アレルギーポータル」というページがあります。

▶アレルギーポータル☞ https://allergyportal.jp/knowledge

アレルギーポータルには、アレルギーに関連した病気として「喘息」「アトピー性皮膚炎」「アレルギー性鼻炎」「花粉症」「アレルギー性結膜炎」「食物アレルギー」「じんましん」などが並んでいます。**アレルギー疾患ってすごく幅広い**ですよね。そして、アレルギーに関連する病気をもつ子どもはとても多くなっています。例えば、最近東京都で行われたアンケート調査で、食物アレルギー 21.0％、アレルギー性鼻炎 20.8％、じんましん 20.2％、アトピー性皮膚炎 19.6％、2 回以上の呼吸器症状 14.4％の順で多かったという結果になっています。

▶アレルギー疾患に関する 3 歳児全都調査（平成 26 年度）報告書☞ https://www.fukushihoken.metro.tokyo.lg.jp

つまり、多くのお子さんが小児アレルギーに困っています。そしてアレルギー科を受診してみようと考える保護者さんも多いでしょう。しかしじつは、

「アレルギー科」と看板に書いてあっても、
アレルギーの専門医が標榜している病院やクリニックとは限りません。

2014 年に行われたアンケート調査では、専門医の資格をもつ医師は 30％、日本アレルギー学会の会員も 52％でした。

▶厚生労働科学研究　アレルギー疾患対策の均てん化に関する研究☞ https://www.fukushihoken.metro.tokyo.lg.jp/index.html

小児科専門医や、アレルギー専門医は、それぞれの学会のホームページで調べることが可能ですので、確認してみましょう。

▶公益社団法人 日本小児科学会　小児科専門医名一覧☞ http://www.jpeds.or.jp/modules/senmoni

▶一般社団法人 日本アレルギー学会　専門医・指導医一覧（一般用）☞ https://www.jsaweb.jp/modules/.general

まずは 子どもの総合医（小児科専門医）に相談してね

アレルギー専門医は、少しややこしい過程を経て取得します。まず、内科、小児科、耳鼻咽喉科、皮膚科、眼科などの学会で専門医を取得します。それらどれかの専門医を取得したうえで、3年以上専門施設で研修を受けることでアレルギー専門医の受験資格を得ます。なお、「指導医」という資格もあります。専門医を育てるためには、その上位資格が必要になるからです。

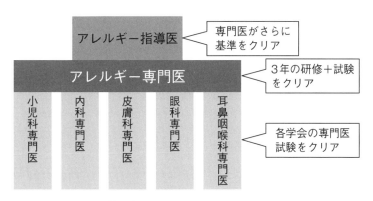

アレルギー専門医とは

そのためアレルギー専門医でも、どうしても得意分野が多少偏ってしまいます。例えば、「耳鼻咽喉科専門医＋アレルギー専門医」の医師は、アレルギー性鼻炎は守備範囲であるものの、食物アレルギーはそれほど得意でない場合がありますし、「内科専門医＋アレルギー専門医」であれば、気管支喘息は得意でも、アトピー性皮膚炎は苦手な可能性があるということです。

個人的には、子どもの病気に関してはまず、子どもの総合医である「**小児科専門医であるかかりつけ医**」を受診することをお勧めしています。

医師への伝え方 教えますね

どの医療機関に受診するか、決めましたか？　緊張しませんか？　緊張しますよね。何を聞かれるのか、何を聞いたらいいのか、不安ですものね。ですので、医療機関に受診する前に、「受診の仕方」を予習していきましょう。

まず病院やクリニックを受診されたとき、**診断するために私たち医師が一番ほしいのがお子さんの情報**です。その情報は、血液検査やレントゲン検査よりも重要かもしれません。

- いつから症状があったのか、どんな症状なのか
- 湿疹であれば、どこにできたのか、かゆいのか
- 咳ならば、痰がらみなのか、乾いた咳なのか
- 食べものであれば、どんな料理方法で、どれくらいの量を食べたのか

いろんなお話をお聞きしながら、医師は患者さんの状況を推理していくのです。例えば、推理小説で「情報が少なくてよくわからない」状況だと、どんな名探偵でも犯人を「推理できません」よね。ですから、お子さんの病態に関する情報をできるだけ多くもっていきましょう。**お薬手帳**や**母子手帳**も一緒に、箇条書きにしてメモと一緒にもっていくとよいですね。

面倒ですか…？　じつは、日本は特に医師が少ない国です。新型コロナウイルスの流行で、スペインが医療崩壊を起こしたことをご存知ですよね。日本の人口 1,000 人あたりの医師数は、**スペイン 3.9 人に対し、日本では 2.4 人**となっています。そして一方で、1 人あたりの医療機関への受診回数は、**日本が年間 12.6 回でスペインは 7.3 回**です。

▶医療関連データの国際比較─ OECD Health Statistics 2019 ─ ☞ https://www.jmari.med.or.jp/download/RE077.pdf

つまり、日本の医師はどうしてもおひとりおひとりへの診療時間に余裕がもちづらく、少な

い時間での診療になりがちなのです。だからこそこの準備は、きっとお子さんの病状を伝えるために役立ちます。

医療者がお伝えしたい情報を予習しておくと、
コミュニケーションを取りやすくなる

のです。それでも、医師に「何を聞けばよいのか」わからないという場合もあるかもしれませんね。そんなときはこの本で、近い症状や疑問の項目を読んでいただいて勉強したことを元に相談してみるのはどうでしょう。

受診したときには、医療者にいろいろ相談してみましょう。その際のポイントは、「❶話がしやすいか?」 それから、医師の守備範囲から離れている場合には、「❷フットワークが軽く、ほかの医師に相談をしたり、紹介してくださるか?」です。なぜなら、

専門医だからといって、
すべての領域をカバーできているとは限らないからです。

現代は医療情報のアップデートが激しく、扱う範囲も広くなっているため、1人の医師がすべての医療を高レベルでカバーすることは困難になってきています。ほむほむ先生も小児科・アレルギー科の専門医で指導医でもありますが、小児科のすべてをカバーできているとはとても思えません。他科の疾患についてはなおさらです。ですので、困ったらほかの医師に相談をしたり、紹介しています。そういう「お互いの知識を補完する医療」が、とても重要だと考えています。

こんなことを参考にしていただきながら、より信頼できる医師に出会われることを願っています。「より信頼できる医師とは、どんな医師か」、やっぱりよくわからない…と思う方もい

らっしゃるでしょう。ほむほむ先生は、

**患者さんのお話をよく聞き、オープニングの漫画のとおり、
根拠のある医学的な知識をもって、その患者さんにとって
最良と思われる医療を実践される方**

がより信頼できる医師だと思っています。

この本では、医療者と相談するときに役立つ情報を詰め込みました。皆さんと医療者との橋渡し役になれば嬉しく思います。

教えて・ほむほむ先生
（質問回答コーナー）

 アレルギーの仕組みや検査のご質問

7. 事前のアレルギー検査、必要性のお話

8. じんましんとアレルギー検査のお話

9. 舌下免疫療法と食物アレルギーのお話

10. 改善と悪化、シーソーゲームのお話

11. 経口免疫療法と経皮感作のお話

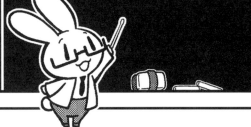

7. 事前のアレルギー検査、必要性のお話

小児アレルギー教室（5段階評価）
頻出度 🐰🐰🐰🐰
難易度 🐰🐰🐰
解決度 🐰🐰

 教えて・ほむほむ先生

離乳食を進める際、いつアレルギーが出るかわからない状態でドキドキしながら小麦や卵（少量ずつ増やしながら何度も…）を進めていくのは、親にとってはなかなか負担です。**アレルギー反応が出てから検査**をしてアレルギーの程度を調べるのなら、「離乳食を始める前に全員検査をしてしまえば、親としても安心ですし子どもも反応が出て苦しむこともないのでは？」と思います。検査自体にリスクがあるのですか？　実際わが子にアレルギー疑惑があり、アレルギー専門医がいる病院に行ったのですが、「それくらいならたぶんアレルギーじゃないから検査しなくていいと思う」とのことで検査しませんでした。**あまり検査を勧めない理由**などはあるのでしょうか。

マシュマロ（https://marshmallow-qa.com/messages/4872b245-eb2f-4c60-a52b-8c06223e73d2?utm_medium＝mail & utm_source＝message）より

答える・ほむほむ先生

この場合の「検査」をよく行われる**血液検査**と考えさせていただくと、少なくとも「事前にお話も聞かずにたくさんの項目のアレルギー検査を行う」ことは勧められません。というのも、血液検査による数値は「どこまでいってもグレーの検査」で、はっきり**白黒を決めること**ができないからです。血液検査をするならば、専門家であるほど、**病歴**（それまでの経過）を重視します。特に、たくさんの項目が最初から決まっている検査はデメリットも少なくないため、これまでのお話を聞きながら、項目をしぼって検査をします。また、はっきりしないような軽い症状の場合は、「再度、その食物を摂取しても8割は症状がない」という報告もありますので、あえて血液検査をしなかったのではないかと思われます。

症状 がないときの検査をあまり勧めない理由…？

事前に検査するのは、専門医的に勧められないのですが、よく考えてみると「健康診断」は、事前に検査をして心配事を減らすという予防医学的な考え方（？）ですよね。となると、「食物アレルギーが心配なら、全員検査をしてしまえばいいじゃない」という疑問が出てくることもありそうです。

小児アレルギー外来の主なテーマの1つが、**食物アレルギー**です。実際に、ほむほむ先生の外来には食物アレルギーの患者さんが多く来院されます。このお子さん方が、事前に予防できたら、もしくは事前に予測できたらと、私も思いますし…。しかし、

実際にはあまり勧められる方法ではない

というのは、なぜなのでしょう？

食物アレルギーにおける「血液検査」は、一般的に IgE 抗体検査[*1] が行われます（21 章）。ざっくりお話するならば、**「血中の IgE 抗体量が高ければ、高いほどアレルギーが強い」という指標**です。IgE 抗体の検査には、「定性法」「定量法」「半定量法」があります。

いきなり難しい言葉なので、説明しますね。

「定性法」というのは、陽性か陰性かをみるような検査です。インフルエンザかどうかを鼻に綿棒をいれて取った鼻水を検査して、陽性とか陰性という結果を教えてもらう…という検査です。「定量法」というのは、数値をしっかり出す検査です。例えば、病院に受診したときの白血球の数などは定量法です。「半定量法」というのは、定量法よりもコストを下げたやや大雑把な検査方法で、数値は参考値としてみる検査方法といえばいいでしょう。定性法と定量法のあいだみたいなイメージです。

「食物アレルギーの検査」としての「定量法」の検査は、イムノキャップ法とアラスタット法が一般的です。これらの検査は、保険診療で実施できるのは 13 項目までです。「半定量」の検査は、MAST36 や View アレルギー 39 という検査がよく行われています。これらは同時に検査できるのは 36 種類とか 39 種類とか、数多くの検査が可能です。同時にたくさんの項目を測定できるといい感じがしますよね？

しかし、そこが落とし穴になります。

アレルギーを予想するための血液検査は、なぜ行うのでしょうか？　その数値を用いて、どれくらいの確率で症状が出る可能性があるのか、「白に近いグレーか」「黒に近いグレーか」をみるためです。これまでの研究は、定量法の検査が使われてきました。半定量検査は結果がやや不安定であるために、あまり検討されていないのです。そして、定量法の中でも「イムノキャップ法」が一番よく研究されていてデータが多いのです。

つまり、半定量法の検査結果をもって、「どれくらいの確率で症状があるのか？」を説明することが**不可能**なのです。

「じゃあ、心配なので自費でもいいからイムノキャップ法で全部してください」

という考え方の人もいるかもしれません。ですが、200種類ほどもあるイムノキャップ法検査を200種類全部行うと、どうなってしまうでしょう？　イムノキャップは、1項目の検査で血液量が少なくとも0.5 mL以上は必要です。**13項目**ということは、**5 mL以上必要**になってくるのですね。それでも小さなお子さんでその量の採血はなかなか大変です。**200種類**となると、どうなるでしょう。**採血量が100 mL以上**…不可能ですね。さらに、1項目あたり、**1,100円のコスト**がかかります。自費であるなら、20万円以上かかることになります。

 ## え〜と 限りなく白に近い・黒に近いグレーとは？

同時にたくさんの項目を測定することのデメリットは、コスト以外にもっと大きなものがあります。

- 血液検査が「陽性」であれば、食べると症状が出るのでしょうか？
- 血液検査が「陰性」であれば、食べても症状が出ないのでしょうか？

さて、この棒のどこから黒でどこから白でしょう？　じつは一番左でも真っ白ではないですし、一番右でも真っ黒ではありません。「黒に近いグレー」と「白に近いグレー」をみている

だけです。つまり、

血液検査はどこまでいっても、グレーです。

実際に食べてみないとわからないことも多いのです。では、「少し」食べて大丈夫だったら問題ないのでしょうか？

そうでもないですよね。**少量しか食べなければ症状が起こりにくく、たくさん食べれば症状が起こりやすい**ことは想像できます。実際に、その確率をみた研究があります。最近、卵アレルギーが疑われた 432 人、乳アレルギーが疑われた 210 人に対し、3 段階に食べる量を変えて食べてもらうという研究です。

▶ Yanagida N, et al. J Allergy Clin Immunol Pract 2018；6：658-60. e10.　☞ PMID：28847653

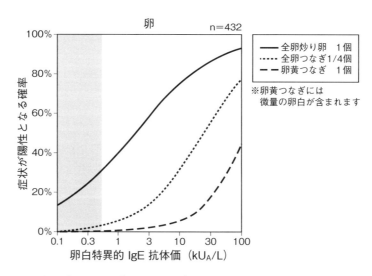

卵の食べる量ごとに症状が出現する確率

卵に関しては、卵黄つなぎ（卵白が少しだけ混入）1個（破線）、全卵つなぎ 1/4 個（点線）、全卵炒り卵 1個（直線）と、実際食べたときの症状があった確率が高くなっています。そして乳も、同様の傾向でした。

つまり、「食べたら症状が出るかもしれない」という予測を血液検査だけで行うことには限界があるのです。食べてみないとわからないことも多いのですね。もちろん、すべての食品に対し、少量から試す必要があるとは思いません。別の項目でお話ししますが、それまで「お子さんに、湿疹やアトピー性皮膚炎が長引いたような経験がない」のであれば、厚生労働省ホームページにある『授乳・離乳の支援ガイド（2019 年改定版）』に従って進めていけば OK です。

▶授乳・離乳の支援ガイド（2019 年改定版）☞ **https://www.mhlw.go.jp/stf/newpage_04250.html**

「湿疹やアトピー性皮膚炎が長引いた経験がない」と書いたのは、お子さんに湿疹やアトピー性皮膚炎の経験があると、食物アレルギーを発症するリスクは 6 倍以上に高くなるからです。

▶ Tsakok T, et al. J Allergy Clin Immunol 2016；137：1071-8. ☞ **PMID：26897122**

ですので、そのような経験があるなら、離乳食を開始する前に医師に相談したほうがよいでしょう。特に、0 歳で頻度の高い卵、乳、小麦のアレルゲンには注意しておくとよいと思います。

▶海老澤 元宏. 食物アレルギーの診療の手引き 2017 ☞ **https://www.foodallergy.jp/care-guide**

検査の前に 問診（今までどんな経過だったか）が必要
その理由は？

では、血液検査をしても無駄なのかというと、そうでもありません。血液検査の正確性をあげる方法があります。それが検査をする前に、**「十分にお話を聞く」**ということです。例えば、お子さんに発熱があって受診したとして、医師はどんなことを聞くでしょう。

- 「咳がありますか？」
- 「のどは痛いですか？」
- 「鼻水はでますか？」
- 「下痢はありますか？」

症状をもっと詳しく聞くかもしれませんね。

- 「いつからですか？」
- 「咳はたん絡みですか？」
- 「ぜいぜいしていますか」

などですね。もし、お子さんが受診したときに、医師が何も聞かずに「これを飲めばOK！」といって、「咳止め（咳がないのに）」「鼻水止め（鼻水がないのに）」「下痢止め（下痢がないのに）」処方されたらどう思いますか？

納得できませんよね。

食物アレルギーが疑われているお子さんでも、「すでに食べている食物」に関しては血液検査をする必要性はないのですね。というのも、「どこまでいってもグレーの検査」である血

液検査以上の「実際に食べてみる検査（経口負荷試験*²）」が終わっているのですから。一方で、お話を聞いて疑わしい食物に関しては、検査も考える必要があります。

かなり極端な例をあげましたが、「『話を聞かずに』たくさんの項目の血液検査をする」ことの問題は多くあることがわかっていただけたでしょうか？　こういった問題点は、専門家はよく理解しています。全国の医師が使用する『食物アレルギー診療ガイドライン2016』でも血液検査のみで食物アレルギーの診断に使うことは勧められていません。

▶海老澤 元宏, 他（監修）. 食物アレルギー診療ガイドライン2016《2018年改訂版》☞ **ISBN：9784877942038**

食物アレルギーの血液検査において、半定量検査で多数の項目の検査を行っている医師の多くは**アレルギー専門医ではありません**。専門家であるほど、「病歴（これまでどうだったか）」を重視しているのです。

---

*¹ IgE抗体検査：2章をみてね。
*² 経口負荷試験：アレルギーが疑わしい食品を実際に食べてみて、症状の有無を確認する検査。①原因食物の確定診断、②安全に摂取できる量の決定や耐性獲得の診断のために行う。

保護者の目や記憶は優秀な発見器！

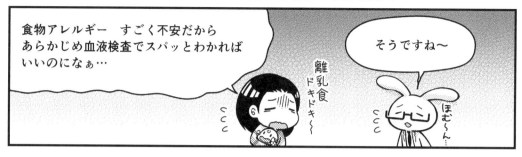

食物アレルギー　すごく不安だから
あらかじめ血液検査でスパッとわかれば
いいのになぁ…

そうですね〜

離乳食ドキドキ〜

ほむ〜ん…

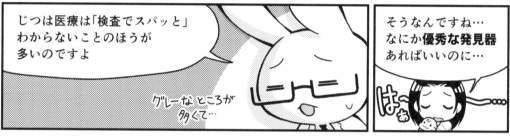

じつは医療は「検査でスパッと」
わからないことのほうが
多いのですよ

グレーなところが
多くて…

そうなんですね…
なにか優秀な発見器
あればいいのに…

は〜

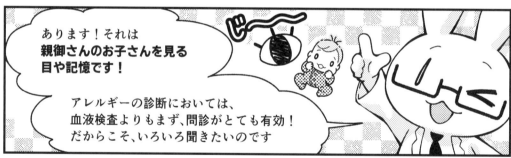

あります！それは
**親御さんのお子さんを見る
目や記憶です！**

じ〜

アレルギーの診断においては、
血液検査よりもまず、問診がとても有効！
だからこそ、いろいろ聞きたいのです

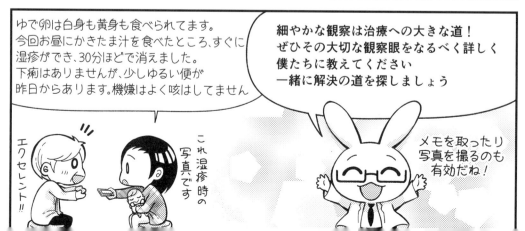

ゆで卵は白身も黄身も食べられてます。
今回お昼にかきたま汁を食べたところ、すぐに
湿疹ができ、30分ほどで消えました。
下痢はありませんが、少しゆるい便が
昨日からあります。機嫌はよく咳はしてません

細やかな観察は治療への大きな道！
ぜひその大切な観察眼をなるべく詳しく
僕たちに教えてください
一緒に解決の道を探しましょう

エクセレント‼

これ湿疹時の
写真です

メモを取ったり
写真を撮るのも
有効だね！

食べられている食材 は血液検査をしなくても大丈夫

さて、質問者さんの問いの中に「『それくらいならたぶんアレルギーじゃないから検査しなくていいと思う』とのことで検査しませんでした」という点がありました。つまり、

「症状が軽くてなんともいえない」

だったわけですね。「症状が軽くて判定不能」であった454件で、家庭で再度食べてもらったところ、8割は症状なく食べられたそうです（※1）。あえて血液検査をして、血液検査で「陽性」だったとしましょう。その場合は、もし「食べてみてください」といわれたときにかえって食べるのは怖くなるだけではないかということなのです。

そして、さらに大きな問題は食べることができていた食物を除去すると、かえって食べられなくなることがあることです。それまで安全に摂取できた食物に対し、食物アレルギーになったかもしれないと考えている方30人のうち、実際食べて症状があった22人に対する研究があります。その22人中16人（70%）はアレルギー症状が出現する前に除去食を始めていて、うち12人は医療従事者からのアドバイスを受けていたそうです。

▶ Nachshon L, et al. Ann Allergy Asthma Immunol. 2018；121：77-81. e1. ☞ PMID：29684569

つまり、「**それまで食べることができていたのに、食べるのをやめてしまうことで、食物アレルギーを発症**してしまった」と考えられます。

最初にもどりましょう。特に36種類とか、39種類とか「最初からセットで決まっている項目」で行う検査は、「今食べているのに検査」になってしまう項目が混じってきてしまいます。それで、心配をつくってしまうのです。そしてそれは、「かえって食べられなくなってしまう人を増やす」ことにつながってしまうと考えられるのです。

※1 PMID：29047183

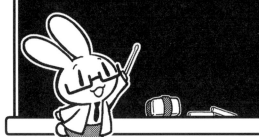

8. じんましんとアレルギー検査のお話

小児アレルギー教室（5段階評価）
頻出度 🐰🐰🐰
難易度 🐰🐰🐰
解決度 🐰🐰🐰🐰

 教えて・ほむほむ先生

6歳女児の母親です。半年以上、ほぼ毎朝**じんましん**が出るので、**抗アレルギー薬を**内服しています。薬を飲むとじんましんが消失しますが、また翌朝にはじんましんが出ています。小児科や皮膚科を受診しましたが、寒暖差によるものだろうということぐらいで原因がはっきりとしません。慢性的なじんましんの場合は、採血などによるアレルギー物質の特定は難しいのでしょうか？

マシュマロ（https://marshmallow-qa.com/messages/c028f056-18b6-4847-ba29-e88bbfe2c9c8?utm_medium＝mail & utm_source＝message）より

 答える・ほむほむ先生

6週間以上続くじんましんを「慢性じんましん」といい、子どもでも数％くらいはあるようです。食物アレルギーが原因では…と心配されることが多いのですが、実際は少

なく、もし食物アレルギーを疑う場合は、**病歴**（これまでどうだったか）を丁寧に聞いてから考える必要があります。闇雲なアレルギー検査は、「冤罪」をつくってしまい、かえって対策も含め迷う原因になることも多いため、慎重に行うことになります。治療を行って収まることがまずは目標です。改善して薬が必要なくなる確率は「1年後2割、3年後5割、5年後7割程度改善する」という見通しを医師と共有して、**気長に治療する**ほうがよさそうです。

 # じんましん かゆいですよね

「**慢性じんましん**に原因を求めることができるか」という質問ですね。じんましん、かゆいですよね。そして、皮膚にあらわれるぶん、見た目も気になってしまいます。「寒暖差によるもの」という医師からの指摘に、質問者さんが異論を直接には挟まれていないので、なんとなくそんなふうなのかなと感じられているのでしょう。

じんましんは、そのくり返しの期間により、「急性」と「慢性」に分かれています。つまり、慢性じんましんとはじんましんが長期間続いたものということになります。

では、「長期間」とはどれくらいでしょう？

以前のガイドラインでは4週間になっていましたが、2018年のガイドラインでは、海外のガイドラインに合わせて「6週間」に変わりました。

▶蕁麻疹診療ガイドライン. 2018 ☞ https://www.dermatol.or.jp/uploads/uploads/files/guideline/urticaria_GL2018.pdf

6週間以内に治ってしまう「急性」じんましんはけっして少なくありません。最近、急性じんましんに関して、韓国で大規模なアンケート調査が行われました。

▶ Lee SJ, et al. Allergy Asthma Immunol Res 2017；9：212-9.　☞ PMID：28293927

すると、4〜13歳の4,076人のうち、これまでじんましんを発症したことがあると答えたのは**22.5%**もいたと報告されています。意外と多いですよね。でも、その「急性」じんましんが6週間以上続いて「慢性」じんましんになる子どもはそれほど多くはありません。この研究結果では、**慢性じんましんは1.8%**だったと報告されています。そして最近、成人も含めて18の臨床研究から8,600万人もの人数をまとめた研究が行われ、**アジアでは1.4%**と、**欧州の0.5%**、**北米の0.1%**だったそうです。

▶ Fricke J, et al. Allergy 2020；75：423-32.　☞ PMID：31494963

つまり、慢性じんましんは多くはないものの、慢性じんましんに苦しむ方が数パーセントはいらっしゃるということです。

 # 検査 より病歴が大事です

今回のご質問は、「この慢性じんましんに検査の意味があるのかどうか？」というテーマでしたね。はたして検査で、

慢性じんましんの原因は特定できるものなのでしょうか？

「じんましん」というと、「食物によるもの」と思っている方も多いです。しかし**じつのところは食物が原因ではない場合のほうが多い**のです。例えば、「乳児期にはじめて食べた食物でじんましんがあった」、年齢が高くなってからも「ある特定の食物を食べたらじんましんが出た」、そういうときにはアレルギー検査は必要です。なぜなら、

「病歴からその食物が怪しいことがだいたいはっきりしているからです」

そして、闇雲なアレルギー検査で得られた「○○アレルギーかも」は、冤罪であることが少なくありません。血液検査が「陽性」であれば、食べると症状が出るというわけではありませんし、血液検査が「陰性」であれば、食べても症状が出ないというわけではありません（7章）。アレルギーの血液検査はどこまでいっても、グレーの検査です。そこで、食物アレルギーを疑うケースでは「**食物経口負荷試験**」、つまり実際に食べてみてどうかを確認する必要があります。では、今までのお話をお聞きして、「それまで何度も食べている食べもの」とは、どういう位置づけにすればいいでしょう？　そうです。すでに「食物経口負荷試験」という、血液検査よりも詳しく確実な検査が終わっている食べものといえます。なので、食物アレルギーは「検査」よりもまず、「病歴」を重要視します。

大事な点ですので、少し補足しましょう。例えばあなたが、2週間前から頭痛がくり返しあり、病院に受診したとしましょう。そこで、医師に何も聞かれないまま、「足が折れているかもしれないかもしれないからレントゲンを撮りましょう」と話を受けて、レントゲンを必要と思うでしょうか？　思いませんよね。かなり極端なたとえ話をしましたが、

「病歴から可能性の高い病気を絞り込む」

という作業はとても大事です。医療者は、病歴を聞くことで「検査前に病気の可能性」を絞り込みます。例えば、「頭痛が2週間前からあります」というときには、「熱は」「吐き気は」「ずきずきした痛みか」「きらきらした光がみえることはあるか」などとお話を聞きながら、その頭痛の原因を絞り込んでいきます。そして「可能性が高い病気の検査」を行います（病歴だけで原因の特定が十分な場合も多いのです）。

食物アレルギーの診療も同じです。

患者さんのお話を聞くこともそこそこに、いきなりアレルギー検査をして、「○○の値が上がっていますから、○○が原因でしょう」（○○は、卵とかダニとかがが多そうです）ということは、勧められないのです。そういった背景もあり、最近、米国小児科学会は、

「Choosing Wisely（賢い選択）」を発表しました。

▶ Choosing Wisely. ☞ https://www.choosingwisely.org/wp-content/uploads/2015/02/AAP-Choosing-Wisely-List.pdf

そこには、こんな文章が書いてあります。「病歴を考慮せずに食物アレルギーのスクリーニングを実施しないこと」と。お話を聞かずに闇雲なアレルギー検査をするのは「やっちゃいけませんよ」と釘を刺しているわけですね。そして実際には、

慢性じんましんのほとんどが、原因不明です。

「原因のわからない」ということを、医学的なことばで「**特発性**」といい、正式な慢性じんましんの病名の多くは「慢性特発性じんましん」ということになります。今回の症状は、「寒暖差によるもの」のようですが、「でたりでなかったり」するものなので、刺激により生じる慢性特発性じんましんになりますね。

 # とはいっても 原因は何かあるの？

12歳未満の子どもの慢性特発性じんましんにおいて、原因がみつかるかどうかを調べた研究をまとめた報告があります。その結果は「アレルギー体質（28.1％）」「自分の血液成分（血清）による皮膚検査が陽性（36.8％）」などがあったそうですが、特別な対応は難しそうですよね。

▶ Cornillier H, et al. Pediatr Allergy Immunol 2018；29：303-10. ☞ **PMID：29392757**

そして、アレルギー体質に関連して**乳児のときにアトピー性皮膚炎**があると、その後の**慢性特発性じんましんの発症が約3倍**になるという報告もあります。

▶ Kitsioulis NA, et al. Allergy Asthma Proc 2018；39：445-8. ☞ **PMID：30401321**

つまり、保湿剤などで皮膚が安定するようにケアしておくのがよさそうです。

 ## いつ よくなるの？

血液検査に関しては、ちょっと考えてからしたほうがよいということですね。「**病歴**」が重要なのです。

では、慢性じんましんは、いつ頃よくなるのでしょう。

今ある病気が、いつ頃よくなってくるかを知っておくことは、とても重要です。慢性じんましんのある 4〜15 歳の子ども 92 人の「よくなるまでの期間」を検討した報告があります。

▶ Chansakulporn S, et al. J Am Acad Dermatol 2014；71：663-8. ☞ PMID：25023899

すると、慢性じんましん発症**1年後で18.5%**、**3年後で54%**、**5年後で67.7%**がよくなったとされています。思った以上に長く続きますが、改善してくる可能性も十分にあります。ですので、少し長い目でみながら、「アレルギー検査」は慎重に考えていったほうがよいというのが、ほむほむ先生の考えです。

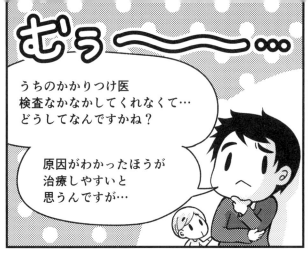

むぅ〜〜〜…

うちのかかりつけ医
検査なかなかしてくれなくて…
どうしてなんですかね？

原因がわかったほうが
治療しやすいと
思うんですが…

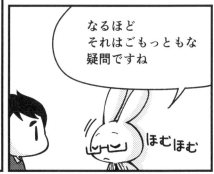

なるほど
それはごもっともな
疑問ですね

ほむほむ

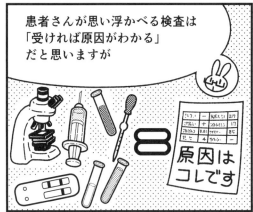

患者さんが思い浮かべる検査は
「受ければ原因がわかる」
だと思いますが

原因は
コレです

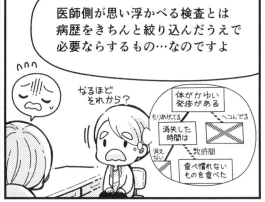

医師側が思い浮かべる検査とは
病歴をきちんと絞り込んだうえで
必要ならするもの…なのですよ

なるほど
それから？

体がかゆい
発疹がある

消失した
時間は

食べ慣れない
ものを食べた

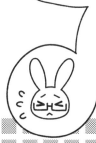

特にじんましんは「原因不明」なことが多いので
「病歴」を重視したほうがよりよい治療に
進みやすいです

むしろ、お話を聞かずに
検査ばかりをしてしまうと
「原因を履き違えてしまう」
「間違った診断を下してしまう」
可能性もあるぐらいなんです…！

※7章も参照

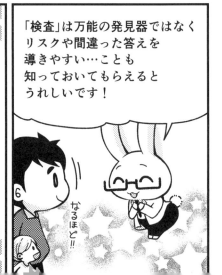

「検査」は万能の発見器ではなく
リスクや間違った答えを
導きやすい…ことも
知っておいてもらえると
うれしいです！

なるほど！！

9. 舌下免疫療法と食物アレルギーのお話

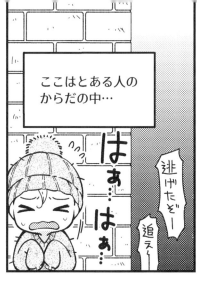

ここはとある人のからだの中…

はぁ…はぁ…

逃げたどー

追え〜

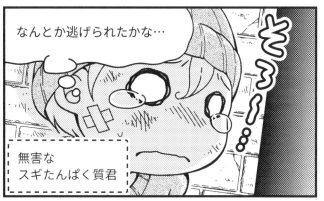

なんとか逃げられたかな…

そろ〜！

無害な
スギたんぱく質君

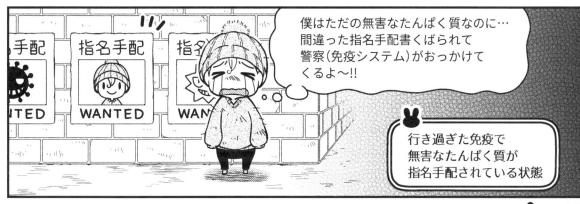

僕はただの無害なたんぱく質なのに…
間違った指名手配書くばられて
警察（免疫システム）がおっかけて
くるよ〜!!

行き過ぎた免疫で
無害なたんぱく質が
指名手配されている状態

指名手配 WANTED

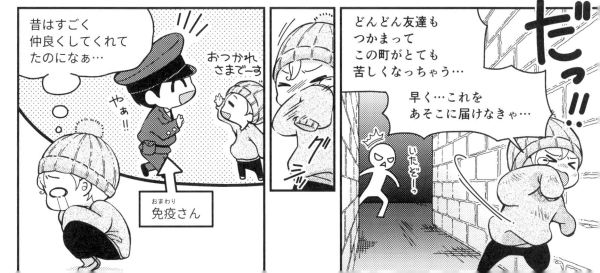

昔はすごく
仲良くしてくれて
たのになぁ…

やぁ!!

おつかれ
さまでーす

免疫さん

クッ

どんどん友達も
つかまって
この町がとても
苦しくなっちゃう…

早く…これを
あそこに届けなきゃ…

だっ!!

いたどー

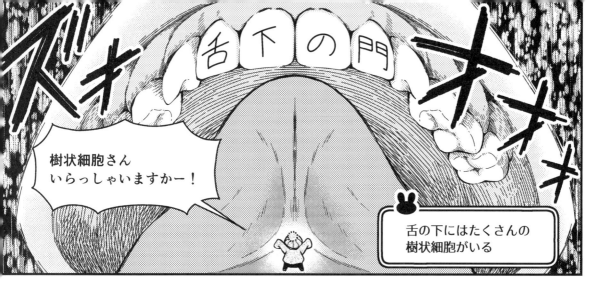

舌下の門

樹状細胞さん
いらっしゃいますかー！

舌の下にはたくさんの
樹状細胞がいる

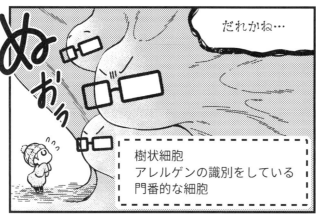

だれかね…

樹状細胞
アレルゲンの識別をしている
門番的な細胞

僕は無害なたんぱく質です！
樹状細胞さん！　僕の指名手配を
解いてください！

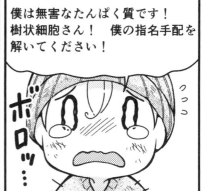

舌下免疫療法のタブレットをもってきました
ここにすべてかいてありますから！
どうか見てもらえませんか？

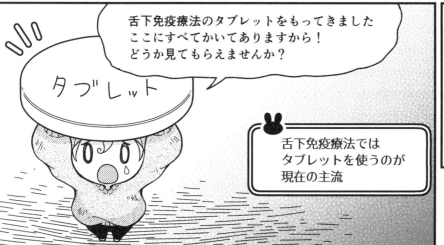

タブレット

舌下免疫療法では
タブレットを使うのが
現在の主流

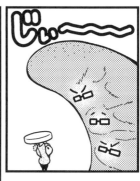

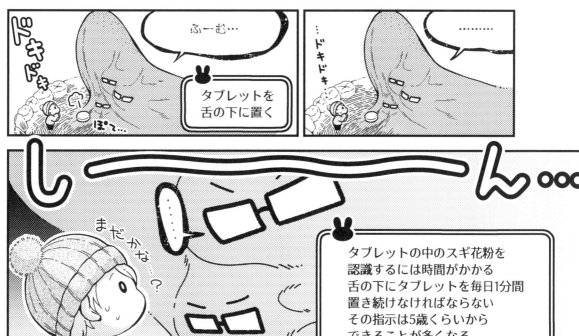

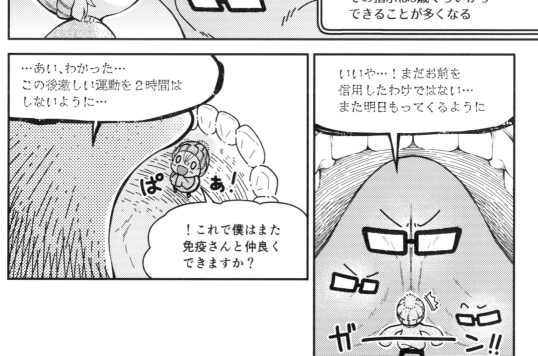

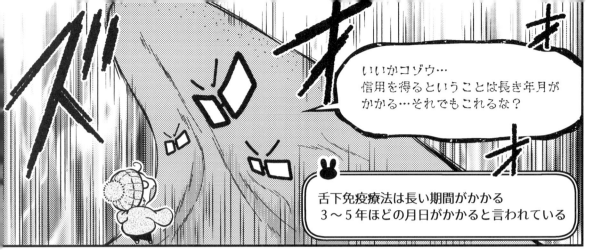

いいかコゾウ…
信用を得るということは長き年月が
かかる…それでもこれるな？

舌下免疫療法は長い期間がかかる
3～5年ほどの月日がかかると言われている

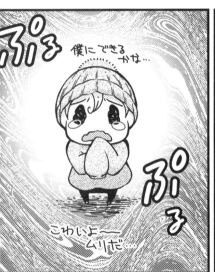

僕にできる
かな…

こわいよ～
ムリだ…

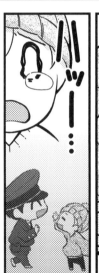

ハッ…！

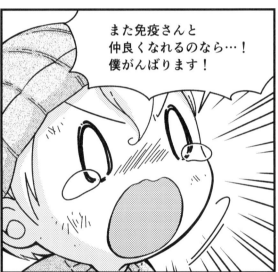

また免疫さんと
仲良くなれるのなら…！
僕がんばります！

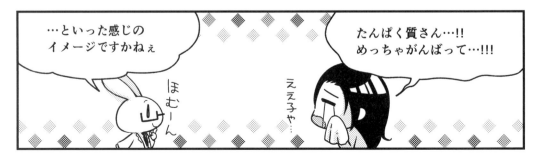

…といった感じの
イメージですかねぇ

たんぱく質さん…!!
めっちゃがんばって…!!!

ほむーん

ええ子や…

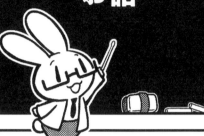

9. 舌下免疫療法と食物アレルギーのお話

小児アレルギー教室（5段階評価）
頻出度 🐰🐰🐰
難易度 🐰🐰🐰🐰
解決度 🐰🐰

 教えて・ほむほむ先生

舌下免疫療法について質問です。親に花粉症とその交差反応による**食物アレルギー**がある場合、子どもに舌下免疫療法を受けさせることによって食物アレルギーまで予防することはできますでしょうか？　また、舌下免疫療法を受けさせる場合は、何歳頃から行うのが効果的でしょうか？

マシュマロ（https://marshmallow-qa.com/messages/f0ab88d5-8983-4478-8a99-4ee95fbac416?utm_medium＝mail & utm_source＝message）より

 答える・ほむほむ先生

花粉のたんぱく質に対するアレルギーがある場合、似た性質のたんぱく質をもっている（交差反応のある）食物のアレルギーに対する治療になるかという質問ですね。結論をいえば「**なる可能性**」はあります。例えば、シラカバ花粉のアレルギーがあると、似

たたんぱく質をもっているリンゴアレルギーを一緒にもつ可能性が高くなります。そんな場合には、「シラカバ花粉に対する舌下免疫療法をする」と「リンゴのアレルギーがよくなるかもしれない」という報告はたしかにあるのです。しかし、まだまだ研究は不足しています。そして舌下免疫療法は、すべての花粉に対して治療できるわけではなく、現在のところ日本では、**スギ花粉**と**ダニ**に対するタブレット型の製剤のみ使えます。ですが、これらの花粉は食物アレルギーの原因になることは稀なのです。交差反応として食物アレルギーの原因になりやすい花粉に対しては舌下免疫療法の保険適用がないため、舌下免疫療法が食物アレルギーの治療につなげることは難しいのです。

 ## まず ことばの定義からはじめませんか…?

質問者さんは、とても勉強されていますね。「舌下免疫療法*1」に「交差反応*2」…、一般的に、この用語をご存じの方は少ないのではないでしょうか。もしかしたら、このテーマから読み始めた方は混乱されるかもしれませんね。そしてこの質問には、複数のテーマが含まれています。まずは質問の方向性を整理したうえで、用語の説明をしていきましょう。

この質問の要点は、

❶親に花粉に対するアレルギーがある場合、子どもに**舌下免疫療法**をするとアレルギーが予防できるのか?
❷花粉に対するアレルギーがある場合、**交差反応**のある食物アレルギーの治療になるのか?
❸舌下免疫療法を受けるのは**何歳から**が適切なのか?

の3点になるでしょう。では、最初に用語の解説をしておきましょう。まず「舌下免疫療法」からです。

そもそも「アレルギー」って、なんでしょう？

1章でお話しましたが、アレルギー反応とは本来ならば、人間にとって無害なたんぱく質に対して、**免疫システム**が過剰に攻撃してしまうことでしたね。ではここで、アレルギーに関して、**警察**と**指名手配犯**を例にひも解いてみます。

- ここに、Aという指名手配犯と、Bという一般市民がいたとします。
- そして、AとBさんは、「まったく異なる顔」をしています。

警察はもちろん、Bという無実の一般市民を追いかけ回したりはしませんよね。しかし指名手配されて顔が割れているAをみかけると、警察は「Aがいたぞ！」と追いかけ回して銃を乱射します。そのときに、周りに**被害**を及ぼします。その被害こそが、人間にとって不都合な症状なのです。

Aが本当に犯人であり指名手配されていたのであれば、それは「**免疫**」による攻撃です。免疫とは、「からだにとって害があるものを排除しようと働くメカニズム」のことですから、指名手配が間違っていなかったわけですね。しかし、じつはAの指名手配が**冤罪**（無実の一般市民だった！）だったらどうでしょう。本当は無実なのに、警察が過剰に攻撃してしまって症状がある…。この免疫反応はやりすぎですよね。すなわち**アレルギー**ということです。

卵や、果物や、ダニや、スギ花粉は本来、人間にとっては無害なたんぱく質です。そのたんぱく質を排除しようと過剰に働いてしまうのがアレルギーで、「じんましんが出たり」「鼻水が出たり」「くしゃみといった症状が出たり」するわけです。指名手配がじつは冤罪だったときは、**指名手配をやり直したいですよね**。しかし、**間違った指名手配がからだの津々浦々に行き渡っている**のです。Bさんは困ってしまいますね。

「免疫療法」とは、その指名手配をやり直そうとするという治療法です。では「指名手配が間

違っていたよ」と全身に告知するシステムの入り口はどこにあるでしょう。それは、

「樹状細胞」という
抗原（アレルゲン）という指名手配の情報を伝える細胞

です。その**樹状細胞は、口の中では舌の下に多く存在**します。ある建物の中に入るために、身分証をみせる場所がありますよね？　その、身分証をみせる窓口の1つといえばいいでしょうか？　その窓口には樹状細胞がいて、その「無害である」という証明を、リンパ節にいるT細胞という細胞に伝えに行くのです。樹状細胞のいる窓口は1つではありません。腸であったり（「食べる」という方法です）、皮膚の下（「注射」で使います）にもいて、そこにいる樹状細胞に「無害だよ」という情報を教え込むための研究が行われています。

▶ Nurmatov U, et al. Allergy 2017；72：1133-47. ☞ **PMID：28058751**

アレルギーになった食べものを少しずつ食べて、食べられる量を押し上げていくという、「**経口免疫療法**[*3]」に関して聞いたこともあるかもしれません（22章）。もともと、からだには自分のからだに入ってきたたんぱく質を許容しようとする（**寛容**）作用があり、そのことを「**経口免疫寛容**」というのでした（1章）。

経口免疫療法は、かなりたくさんのたんぱく質を「食べる」必要性があります。舌下免疫療法は少ない量でも舌の下まででたんぱく質を留めることができるので、経口免疫療法よりも**安全性が高い（効果もやや低め）**と考えられている方法なのです。

▶ Keet CA, et al. J Allergy Clin Immunol 2012；129：448-55, 55. e1-5. ☞ **PMID：22130425**

▶ Narisety SD, et al. J Allergy Clin Immunol 2015；135：1275-82. e1-6. ☞ **PMID：25528358**

樹状細胞に対して、腸であったり舌の下であったりといった、どの窓口でたんぱく質を示すかは、リスクと効果を考えながら選ばれます。まだ現状では、そのリスクをゼロにすることが難しく、

「食物アレルギーに対する免疫療法」は標準治療ではありません。

ですので、ご自身の考えで治療を始めてはいけませんよ。

 # 舌下免疫療法 の課題とは？

さて、「舌下免疫療法」とは、指名手配が間違っていましたという情報を、舌の下で樹状細胞に何度も何度も教え込む作業をくり返す治療といえます。そして、舌下免疫療法は、消化管に入れるという意味では、食べることで寛容を導く（＝経口免疫寛容）方法の1つともいえるでしょう。

ここで問題がいくつかあります。まず1つ目に、

樹状細胞にたんぱく質が来たよと教え込むには時間がかかる

ということです。例えば、スギ花粉に対する舌下免疫療法に使う場合、1分間、舌の下においておく必要があります。でも年齢が低い子どもにとって、そういう使い方はなかなか大変ですよね。ですので、一般に舌下免疫療法は**5歳以降**で行われています。

▶ Masuyama K, et al. Allergy 2018；73：2352-63.　☞ **PMID：30043449**

そこで、質問者さんの「❸舌下免疫療法を受けるのは何歳からが適切なのか？」という質問に対しては、一般には5歳以降といえるでしょう。さらにいえば、このタブレットは「続けやすいように工夫された」製品です。もし、液状や食物そのもので舌下免疫療法を行おうとすると、実施する難易度がもっと上がります。例えば、スギ花粉に対する舌下免疫療法は、以前は液状タイプが使用され、12歳以上で適用されていました。しかし、タブレットが製品化されたあと、2019年4月に液状タイプは販売中止となっています。使い勝手などが悪

かったのでしょう。

▶スギ花粉症に対するアレルゲン免疫療法薬☞ https://www.torii.co.jp/release/2017/20171005.1.pdf

つまり、舌下免疫療法が実施できるかどうかは、**年齢や製剤の使いやすさも影響する**ということです。一方で、アレルギー性鼻炎の発症開始年齢はどんどん下がっており、通年性（1年中という意味でダニによるものが多い）のアレルギー性鼻炎は、0〜4歳で 5.1％、5〜 9歳で 20.9％もあります。

▶鼻アレルギー診療ガイドライン 通年性鼻炎と花粉症-2020 年版☞ ISBN：9784898016901

舌下免疫療法を実施できる 5 歳以降と、花粉症を発症する時期が逆転しているような状況なので、早い段階で舌下免疫療法を行いたい気持ちはわかりますが、実施の難しさが立ちはだかっているといえるでしょう。

「お前が犯人だ！」は、誤解だ！？

では次に、❷の「交差反応」の話に移りましょう。今度は一般市民 C さんに登場してもらいます。

　　　　一般市民 C さんは、指名手配犯 A とそっくりな顔をしているとしましょう。

そうすると、C さんも、免疫細胞から攻撃されるようになってしまうことがあります。例えば、花粉アレルギーを起こしやすいたんぱく質に Bet v1（ベットブイワン読みます）という有名なたんぱく質があります。Bet v1 は、シラカバ花粉に含まれるたんぱく質です。そして、このたんぱく質によく似たたんぱく質が、リンゴにも含まれています。Mal d1（マルディーワン）といいます。つまり、シラカンバ花粉アレルギー、特にその中のシラカバ花粉

（Bet v1）アレルギーになると、リンゴ（Mal d1）でも症状が出るようになることがあるのです。すなわち、

指名手配犯Aに似た一般市民Cさんまで、免疫細胞が追いかけ回す

ようになるのですね。このように、似たつくりをしたたんぱく質を**アレルゲン（抗原）**として認識することを、アレルギーのたんぱく質が「**交差している**」といいます。

 ## で、食物アレルギーの治療になるの？

では、❶の花粉に対する舌下免疫療法をすれば、食物アレルギーの治療となるのでしょうか？　この場合、指名手配犯Aが「じつは冤罪だ」と樹状細胞に教えることで、一般市民Cさんへの「攻撃を減らす」ことができるのか？　ということですね。

この点に関しては、まだ十分な研究結果があるわけではないのですが、シラカバ花粉による舌下免疫療法でリンゴのアレルギーを治療して効果があったという研究結果が報告されています。

▶ Bergmann KC,et al. World Allergy Organ J 2008；1：79-84.　☞ PMID：23282323

問題は、現在のところ、日本で保険適用となっている舌下免疫療法の製剤が、

ダニとスギ花粉しかない

ということです。たしかにスギ花粉は、トマトと一部交差反応するようです。

▶ Bonds R, et al. Mol Immunol 2019；111：83-6.　☞ PMID：31035112

しかし、ここまでスギ花粉症の方は多いにもかかわらず、思ったほどトマトアレルギーの方

が重なっている印象はありません。実際に問題となる花粉の多くは、カバノキ科（シラカバ花粉やハンノキ花粉）、キク科花粉（ブタクサ花粉など）やイネ科花粉だからです。そして2014年現在、アレルギーになる花粉は **61種類**も報告されています。

▶堀向 健太. 日本小児アレルギー学会誌 2019；33：749-57. ☞ ISSN：0914-2649

ですので、現在のところ、舌下免疫療法で果物や野菜アレルギーを治療するのは、日常的には難しそうです。

[*1] 舌下免疫療法：アレルギーの原因物質（アレルゲン）を微量ずつ舌の下に長期間に投与し、アレルギー反応を起こしにくくする免疫寛容の状態をつくり出す免疫療法の1つ。現在スギとダニに関する治療が保険適用になっている。

[*2] 交差反応：異なるアレルゲン（抗原）でも抗原の特徴が似ている場合、別のたんぱく質でもアレルギー反応が起きることをいう。

[*3] 経口免疫療法：食物アレルギーを誘発する食物を（アレルギー反応が出ない程度の量を）摂取し続け、段階的に摂取量を増やすことで、耐性獲得することを目指す研究段階の治療法。

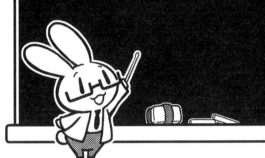

10. 改善と悪化、シーソーゲームのお話

小児アレルギー教室 (5段階評価)
頻出度 🐰🐰🐰🐰
難易度 🐰🐰🐰
解決度 🐰🐰🐰

 教えて・ほむほむ先生

湿疹があるときの離乳食はアレルギーを誘発するの？

マシュマロ (https://marshmallow-qa.com/messages/311eb900-3ad3-47e2-bef8-f3ed6259bd72?utm_medium＝mail ＆ utm_source＝message) より

 答える・ほむほむ先生

この質問に関しては、複数の意味にとらえることができますが、今回は「アトピー性皮膚炎があるときに離乳食を食べると、食物アレルギーを発症させるのか？」と考えてお答えします。まず、卵やピーナッツの**離乳食を早めに導入**すると、卵アレルギーやピーナッツアレルギー発症の**予防に働く**ことがわかってきています（24章）。ただし、**湿疹があるとその予防効果が弱くなってしまう**のです。なぜかというと、離乳食を開始すると、家のホコリの中にもその食べものが含まれるようになり、その食物が湿疹

のある皮膚にくっつくと、食物アレルギーを悪化させる方向に働くことがわかっているからです。つまり「予防へ働くチカラ」と「悪化へ働くチカラ」、そのシーソーゲームが行われる中で、湿疹がある状態で離乳食を開始すると、食物アレルギーを起こしやすくする可能性が高くなるのです。

まず アレルギーの悪化と改善、2つのルートを考える

この質問は、2つの意味に受け取ることができます。

❶アトピー性皮膚炎があるときに離乳食を食べると、「食物アレルギー」を発症させるのか？
❷アトピー性皮膚炎があるときに離乳食を食べると、「アトピー性皮膚炎」が悪化するのか？

になりますね。❷に関しては22章でお答えしますので、この章では❶を中心に、お答えしていくことにしましょう。

アレルギーが悪くなったりよくなったりするメカニズムに関して、2つのルートで説明されることが増えてきています。

● 湿疹のある皮膚にたんぱく質がくっつくとアレルギーが悪化する「**経皮感作**[*1]」、
　つまり【**悪化ルート**】
● 症状が出ない量でたんぱく質を摂取していると受け入れるほうに働く「**経口免疫寛容**[*2]」、
　つまり【**改善ルート**】

▶ Lack G. J Allergy Clin Immunol 2008；121：1331-6. ☞ PMID：18539191

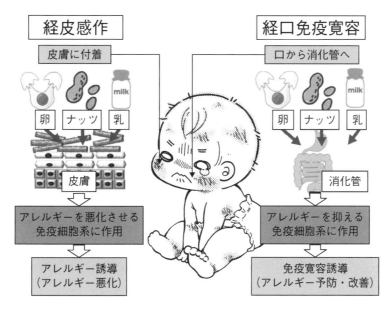

経皮感作（悪化）と経口免疫寛容（改善）の2つのルート

PMID：18539191 を参考に筆者作成

この2つの視点から眺めると、**「離乳食を始める」という行動は、食物アレルギーの悪化にも改善にも働く可能性がある**ことになることに気がつきます。

食べ始めること は、予想外の悪化リスクを増やすかも

米国で行われた、かなり悪化している（中等症以上）アトピー性皮膚炎をもつ生後4カ月の乳児512人に関する研究があります。まず、研究者たちは、それぞれの家庭でホコリを採取してその中のピーナッツたんぱく量を測りました。すると、ピーナッツを食べる機会が多い家庭ほど、ホコリの中のピーナッツのたんぱく量は増えていたのです。そして、「その**ホ**

コリの中のピーナッツのたんぱく量が多いほど、その家庭に住む子どものピーナッツアレル
ギーの発症リスクは上がった」のです。

▶ Brough HA, et al. J Allergy Clin Immunol 2015；135：164-70.　☞ PMID：25457149

この研究で重要なことはもう1点あります。「**子どものアトピー性皮膚炎が重症になればな
るほど、ピーナッツアレルギーになるリスクはさらに上がった**」ということです。これは、
「アトピー性皮膚炎（湿疹）」＋「皮膚にくっつく食べものの量が増える」と「経皮感作」のた
めに【悪化ルート】に乗っていきやすいことを示しています。つまり、「**アトピー性皮膚炎
（湿疹）**」があるときに「**離乳食を始める**」ということは、**食物アレルギーを発症させる刺激
が強くなる**かもしれないということです。

一方で、「離乳食を始める」ということは、食物アレルギーの発症を予防するほうに働く可
能性もあることを、1章、5章、11章などとも関連するお話です。症状が出ない量でたん
ぱく質を摂取していると受け入れるほうに働く「経口免疫寛容」、つまり【改善ルート】を通
る可能性があるということですね。11章と24章でも紹介するLEAP試験という、すでに
湿疹がある乳児640人に対する研究があります。生後4〜10カ月時からピーナッツを食べ
始めると、ピーナッツアレルギーの発症リスクが大きく下がるという結果になっています。

▶ Du Toit G, et al. N Engl J Med 2015；372：803-13.　☞ PMID：25705822

離乳食を開始するということは、「経口免疫寛容」を刺激する【改善ルート】でもあるという
ことです。

もう一度この研究結果を出してきたのは、この研究には、後日譚があるからです。LEAP試
験は、ピーナッツアレルギーを予防できたという結果でした。でも、食べていても予防でき
なかったお子さんもいらっしゃるわけです。ですので、ピーナッツアレルギーが予防できな
かった原因を再度検討した研究が発表されたのです。すると、その原因の1つとして、**食**

べ始めるときに湿疹が悪化している赤ちゃんほど、ピーナッツアレルギーの予防に失敗しやすいことがわかったのです。

▶ Greenhawt M, et al. Allergy 2017；72：1254-60 ☞ PMID：27896827

たしかに、LEAP 試験では、食べているお子さんのピーナッツアレルギーの発症は減りました。一方で、「湿疹があるときに」離乳食を始めるということは、ホコリの中のピーナッツたんぱく量を増やすという【悪化ルート】を強くして、【改善ルート】を弱める可能性があるのです。離乳食を開始したときに、食物アレルギーが予防できるのか、予防できないのかは、

まるでシーソーゲームみたいな感じ

にみえてきますね。

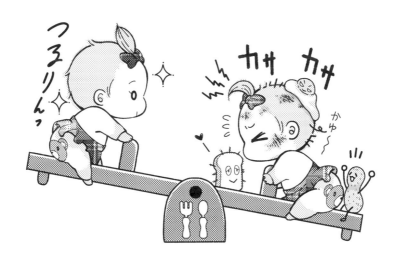

大事な点 は皮膚の治療も同時に行う

さて、ここまではピーナッツアレルギーでの話でしたが、こんどは卵アレルギーの予防研究（PETIT試験）に関して、さらに詳しくみてみましょう。

PETIT試験は、生後6カ月から加熱卵0.2g相当の卵乾燥粉末を開始し、生後9カ月から1.1gに増やして食べ、1歳時点での卵アレルギーの発症を予防できるかをみた研究で、**卵を微量で食べ始めたほうが卵アレルギーの発症リスクが1/5になる**という結果となっています。

▶ Natsume O, et al. Lancet 2017；389：276-86. ☞ **PMID：27939035**

ここでも注意したいのが皮膚の状態に関してです。PETIT試験では、「卵を食べていても卵アレルギーを予防できなかった子ども」に関しての検討も行われています。すると、卵を食べていても**卵アレルギーを予防できなかったお子さんは、「再度湿疹が悪化していた子ども」であった**ことが判明しています。もう皆さんにはわかっていただけたと思います。卵アレルギーの発症予防には、経皮感作を減らすために湿疹の治療も同時並行で行う必要があるということです。

 ## 昔の次善の策 から学んじゃおう!!

さて、離乳食の開始と皮膚の状態に関し、今回お話した研究結果がまだ十分わかっていなかった時代のお子さんの研究結果をお話しましょう。カナダで生まれたお子さんをたくさん集め、その後のどうなっていったかを研究した、コホート試験という研究です。この研究に参加したお母さんとお子さんに関し、お母さんが授乳中にピーナッツを食べているかどうか、そしてお子さんが1歳までにピーナッツを開始しているかどうかで4つのグループに

分け、どのグループがもっともピーナッツアレルギーを発症したかを比較したのです。

▶ Pitt TJ, et al. J AllergyClin Immunol 2018；141：620-5. e1.　☞ PMID：28916221

その4つのグループの中で、どの食べ方がピーナッツアレルギーの発症が少なかったのでしょうか？　まず、お子さんが**一番ピーナッツアレルギーを発症しなかったのは、「授乳中にお母さんがピーナッツを食べていて、お子さんも1歳までにピーナッツを食べていたグループ」**でした。ここまではピーナッツを早く食べ始めたという LEAP 試験の結果と一致します。

では、2番目に少なかったのはどのグループだったでしょうか？　それは、「お母さんが授乳中にピーナッツを食べず、お子さんも1歳までピーナッツを食べないグループ」だったのです。

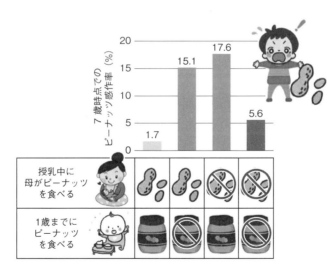

母が授乳中にピーナッツを食べる＆1歳までに子どもがピーナッツを食べる
どの組み合わせがピーナッツアレルギーを予防する？

この研究は、皮膚に関しては考慮されていません。というのも、この研究が行われたのは、1994〜95 年に生まれたお子さんです。すなわち、「皮膚からアレルギーが悪化すると、まだよくわかっていなかった時代」だったわけです。ですので、授乳中に除去食を行ったり、離乳食への開始を遅らせるという方法に効果があったようにみえた可能性があります。

その後の研究結果で❶経皮感作【悪化ルート】と❷経口免疫寛容【改善ルート】の考え方が、かなり理にかなったことであることが判明し、「もっと、子どもたちの食物アレルギーを予防できる方法がわかってきた」ということになります。**もし離乳食を開始するならば、できるだけ皮膚をよくすることを考えたほうがよい**だろうと思います。そして、悪化した皮膚のままで離乳食を始めると、アレルギーを発症させる可能性が十分あるのではというのが、今回の答えとなるでしょう。

---

*¹ 経皮感作：感作とは特定の抗原（アレルゲン）に対して過敏に反応すること。具体的にはハウスダストや食物などに免疫が働いてアレルギー反応を起こす IgE 抗体をつくり出す体質になる状態をいうが、「経皮」つまり皮膚を通じた感作のこと。

*² 経口免疫寛容：5 章をみてね。

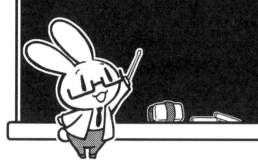

11. 経口免疫療法と経皮感作のお話

 教えて・ほむほむ先生

小児科の専門範囲から外れていたらすみませんが、成長にともなう変化と対応について質問です。息子は現在10カ月、アトピーもアレルギーもなく、ソバもピーナッツも食べています。この先も発症しないためには、どうしたらいいでしょうか。母である私は小学生の頃から**少しずつアトピーが悪化**、中学生でそれまで食べていたソバとピーナッツが **IgE 抗体の血液検査**に引っかかり、以降食べていません。大学生からはソバの蒸気を吸っても息苦しくなりました。子どもの**皮膚の保湿**を心がければ、私と同じわだちを踏ませずに済むでしょうか。また、子どもがソバやピーナッツなどを食べてもアレルギー反応がなかった（気がつかない程度）食材は、将来のリスクを考慮して「**除去する**」のが正しいでしょうか。

マシュマロ (https://marshmallow-qa.com/messages/09587a62-8bd3-461a-baef-98022741b178?utm_medium＝mail & utm_source＝message) より

答える・ほむほむ先生

たくさんのテーマが含まれているので 1 つひとつ整理してみますね。**乳児期**にピーナッツを食べ始めてアレルギーがない場合は、そのまま食べ続けていくと、安定して食べていけることが多いとはいえます。しかし、**アトピー性皮膚炎**や**手湿疹**など、皮膚に炎症があり、その皮膚にたんぱく質がくり返しくっつくと、皮膚からアレルギーが悪化するという「**経皮感作**」が進み、食べられていても食物アレルギーを悪化させる可能性が上がります。湿疹がアレルギーのスタート時点になる可能性が高くなるので、**保湿で皮膚を安定**させたほうが、新しい食物アレルギーになりにくいだろうと思われます。さらには、特定の食物を**除去**すると、食べられていた食物に対するアレルギーがひどくなる可能性がこれまでの研究結果から示されています。食べることでその食物を受け入れる作用がからだには備わっており、除去によりその作用（**経口免疫寛容**）が崩れたと考えられます。ですので、食べても症状が出ない程度の量の食材は、除去はしないほうが一般的にはよいと考えられます。

食べる ことで、発症予防できるの？（ピーナッツ編）

今回の質問も複数のテーマが含まれていますので、整理してみましょう。

❶乳児期にソバやピーナッツを食べ始めてアレルギーがない場合、その後発症しないためにはどうすればよいのか？

❷小学生の頃からアトピー性皮膚炎が悪化したあと、中学生でそれまで食べていたソバとピーナッツの特異的 IgE 抗体[*1]価が陽性であることを指摘されたために除去食をすると、大学生からは微量でも症状が出るようになった。その理由は？

❸皮膚の保湿をすれば、ソバやピーナッツアレルギーの発症を予防できるのか？
❹食べても症状が出ない程度の量の食材を、除去するのが正しいのか？

ということですね。質問者さんは、お子さんに対して生後 10 カ月からソバやピーナッツを開始されており、きっと食物アレルギーの発症予防を考えて行動されているのでしょう。実際、**早めの離乳食開始、特に「卵」と「ピーナッツ」の開始に関しては、食物アレルギーの発症を減らすという研究結果があります**（10 章）。すごいですね。頑張っておられますね。

今回はご質問にある、「ソバやピーナッツ」のうち、ピーナッツを掘り下げて考えてみましょう（現在のところ、**早めに離乳食に入れることで食物アレルギーの発症を予防できることが判明してきたのはピーナッツと卵、乳だけ**だからです。ソバに関しては 24 章で少し解説します。

ピーナッツアレルギーを予防する研究は、すでに大規模に行われていて、結果が判明しています。英国に住む乳児 640 人を「ピーナッツを開始するグループ」と「ピーナッツを除去するグループ」に分けて、5 歳時点でピーナッツアレルギーの発症リスクを比べた研究です。すると、ピーナッツを開始したグループでは **3.2%**、除去しているグループは **17.2%**、ピーナッツアレルギーを発症し、早めに食べ始めたほうが、ピーナッツアレルギーの発症が少なかったことがわかったのです。この研究は、LEAP 試験という名前がついています。

▶ Du Toit G, et al. N Engl J Med 2015；372：803-13. ☞ PMID：25705822

この LEAP 試験は、さらに **LEAP-ON 試験**として、「その後の経過」が報告されています。参加した 640 人のうち、5 歳に達して同意がとれた子ども 556 人に対し、ピーナッツを 1 年間食べないようにしたのです。ピーナッツアレルギーを発症したりはしなかったのでしょうか？

**新しくピーナッツアレルギーが悪化したのは
3人だけという結果でした。**

つまり、乳児期にピーナッツを開始しない場合は、17%もピーナッツアレルギーを発症したのに、**5歳でピーナッツを食べられるようになっている子どもは、ピーナッツを中断しても食べられなくなる子どもはほとんどいない**ということですね。

▶ Du Toit G, et al. N Engl J Med 2016；374：1435-43. ☞ PMID：26942922

 # どの年齢 の子どもにも同じように有効なの？

では、このような「食べることで発症予防をする」という方法は、どの年齢でもうまく働くのでしょうか？

ケンブリッジ大学で行われた STOP Ⅱ という試験があります。 すでにピーナッツにアレルギーをもっている7〜16歳の子どもを、ピーナッツを食べ始める子ども49人、ピーナッツを食べない子ども50人にランダムにわけ、6カ月後にピーナッツがどれくらい食べられるようになったかをみた研究です。ちなみに、6カ月後には、食べていなかった子どもも食べ始めることにしています。すると、6カ月間ピーナッツを少しずつ食べ始めると、**84〜91%の子どもが、ピーナッツ5粒を食べられるようになった**のです。

▶ Anagnostou K, et al. Lancet 2014；383：1297-304. ☞ PMID：24485709

なお、この「少しずつ食べていく」という方法は、リスクもあります。経験のある専門医が丁寧な指示をするべき治療で、自己流で始めるわけにはいきません。しかし、現在注目されている治療法であり、「**経口免疫寛容**[*2] **誘導療法（経口免疫療法）**[*3]」といいます。

▶ Wood RA. J Investig Allergol Clin Immunol 2017；27：151-9.　☞ PMID：28102823

この経口免疫療法には、食べ続けるリスク以外にも大きな問題点が指摘されています。**中断すると、多くはまた食べられなくなってしまう**ことです。ノースカロライナ大学で行われた研究があります。ピーナッツに対する経口免疫療法を行った 1〜16 歳の子どものうち、治療を 5 年間行ってピーナッツたんぱく質 4 g（＝ピーナッツ 20 粒程度）が食べられるようになった 24 人に、1 カ月間ピーナッツを食べないようにしたところ、同じ量を食べられる子どもは **3 割程度**になってしまったのです。

▶ Vickery BP, et al. J Allergy Clin Immunol 2014；133：468-75.　☞ PMID：24361082

先に挙げた、離乳食で始めるという LEAP-ON 試験のときとずいぶん印象が違うと思いませんか？　ピーナッツを 1 歳未満時に食べ始めて 5 歳まで続けたときは、1 年間中断しても、ほぼそのまま維持ができました。**ピーナッツを 1 歳以降ではじめて 5 年間続けたとき、1 カ月間中断しただけで食べられる人は 3 割になってしまった**のです。

では、なぜこんなことになってしまうのでしょう？

この「継続して食べていないと維持できない」現象に関しては、まだわかっていないことも多いのですが、シンプルにして説明してみましょう。

からだの中にはたくさんの細胞がからだを守ったり、調整するために働いています。そのうち、免疫に関係する重要な細胞で「**T 細胞**」という細胞があります。T 細胞という細胞にもさまざまな種類があり、一部の T 細胞はアレルギーに関係しています。

T 細胞は、教育をされながら成長していきます。つまり乳児期の T 細胞は、教育が始まったばかりの幼稚園児のようなものです。教育をくり返していくことで、ある人がパイロットになったり、学校の先生になったり、弁護士になったりするように、T 細胞も教育を受けてい

ろんな性質をもったT細胞になっていきます。

ちょっと考えてみましょう。

ベテランパイロットまで教育が済んだ大人を、もう一度教育し直して弁護士にしようと考えたとします。すごく大変ですよね。ベテランパイロットは、弁護士に慣れていませんから、パイロットに戻りたがります。これと同じことがT細胞にも起こってしまうのです。小さいときから「予防的に」食べて、「その食べものを免疫的に攻撃しないように受け入れるように**記憶（＝免疫寛容する）したT細胞**」は、その性質を維持しやすいのです。小さいときからくり返し教育を受けているので、より安定しやすくなるのですね。ですので、❶乳児期にソバやピーナッツを食べ始めてアレルギーがない場合、その後発症しないためにはどうすればよいか？　ですが、お子さんに関しては、

このままときどきピーナッツを食べ続けていれば、
そうそうはピーナッツアレルギーを発症せずに済む

のではないかと予想されます。

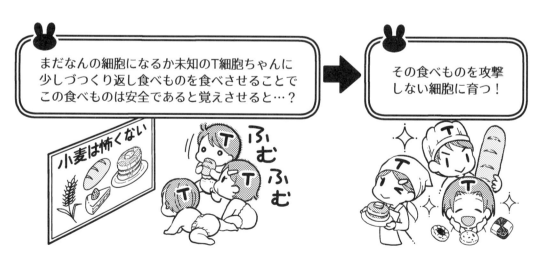

でも ちょっと待ってください

今回のお母さんの話はどう説明したらいいのでしょうか?

❷小学生の頃からアトピー性皮膚炎が悪化したあと、中学生でそれまで食べていたソバと
　ピーナッツの特異的 IgE 抗体価が陽性であることを指摘され、除去食をすると、大学生か
　らは微量でも症状が出るようになった。

お母さんは、中学生まではソバやピーナッツを食べていますよね。T 細胞は、十分教育を受
けてきたはずです。でも食べられなくなった、この理由はどこにあるのでしょう?

いくつかの興味深い報告を紹介しましょう。アトピー性皮膚炎のある 25 歳男性と 18 歳女
性に発症した**魚アレルギー**の原因を検討したところ、**魚を扱う仕事を始めてから手湿疹がひ
どくなり、そのあと魚アレルギーを発症していた**のだそうです。つまり、魚を扱う仕事で手
湿疹に魚のたんぱく質がくり返し湿疹に触れることで、アレルギーがひどくなったのではな
いかと推測されています。

▶ Sano A, et al. Case Rep Dermatol 2015；7：227-32.　☞ PMID：26464568

それ以外にもこんな話があります。**ゴムに対するアレルギーは、医療者に多い**ことがわかっ
ています。医療者はよく手を洗う機会があるため手湿疹をもっていることが多く、さらにゴ
ム（ラテックス）製の手袋をする医療者は、皮膚からアレルギーを獲得してしまうからと考
えられています。

▶ Lai CC, et al. J Formos Med Assoc 1997；96：266-71.　☞ PMID：9136513

こんな報告もあります。**コチニール**は、カイガラムシという昆虫から製造され、赤色の色素
として化粧品や食品に使用されています。特にこの色素は口紅などに使用されていたため、

皮膚からコチニールに対するアレルギーを起こし、コチニールが含まれた赤色の食べもので症状が出るようになることが報告されるようになりました。

▶ Takeo N, et al. Allergol Int 2018；67：496-505.　☞ PMID：29705083

これらの現象は「経皮感作」と呼ばれています。

つまり、経皮感作というのは、湿疹ができた皮膚にくっついたたんぱく質に対して、アレルギーを起こす指標の1つ「IgE 抗体」ができることといえます。そして経皮感作は、特に「皮膚が傷んで湿疹があると、強く起こりやすくなる」ことがわかってきています。

▶ Matsumoto K, et al. J Allergy Clin Immunol 2014；134：865-6.　☞ PMID：25282567

つまり、お母さんが中学生のときにアトピー性皮膚炎になったことにより、「経皮感作」が起こり、ピーナッツやソバの IgE 抗体が検出されるようになってしまった可能性が高いと考えられます。そして**経皮感作が強くなっているときに、「ピーナッツやソバを食べていた」のに除去を指導されました**。その結果、食べることができていたのに、その食べものをからだが受け入れていた機構（＝**経口免疫寛容**）が崩れてしまったのでしょう。

 # バランス が大事

さて、人間のからだにおいて、たんぱく質との接点はどこでしょう？

そう、腸ですね。

みなさんも、毎日、食事をしていますよね。腸には自分と異なるたんぱく質が絶えず入ってきては、栄養として取り込まれてゆきます。腸はそういう「人間と異なるたんぱく質をから

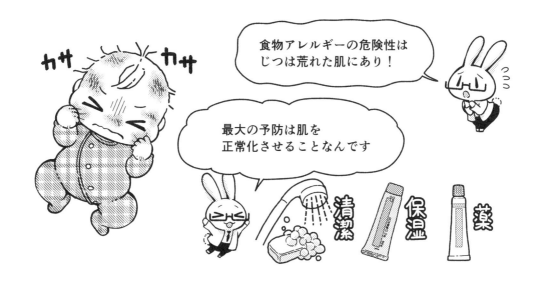

だに受け入れるように働く能力」を備えています。先ほども申し上げましたが、

これを「経口免疫寛容」といいます。

湿疹ができて、経皮感作により IgE 抗体が高くなってしまい、さらには食べることを中断することでその「経皮感作」と「経口免疫寛容」、この２つのバランスが崩れたと考えられます。

 ## 除去食 も必要な場合もあるが…稀。皮膚の安定も大事

重症のアトピー性皮膚炎のあったお子さんの報告があります。いささかショッキングな内容を含みます。このお子さんは、小麦に対するアレルギーがあったのですが３歳で食べられるようになり、継続して食べることができていました。しかし、９歳のときにセリアック病（日本人では稀な、小麦に対する免疫的な病気）のため「小麦の除去」を指導されたのです。

すると、小麦特異的IgE抗体価（小麦に対するアレルギーの指標）は、それまで下がってき
ていたのに、上昇に転じました（その間、継続して食べている魚や卵の特異的IgE抗体価は
下がってきています）。そして、16歳のときに、小麦を外食中に誤食し、強いアレルギー症
状であるアナフィラキシーを起こし、亡くなっています。

▶ Dondi A, et al. Allergol Int 2015；64：203-5.　☞ **PMID：25838102**

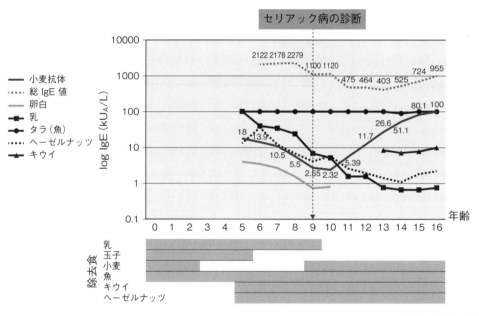

PMID：25838102 より作成

**小麦の除去を指導され、かえって小麦に対するアレルギーが強くなって
誤食によるアナフィラキシーで亡くなった子どもの経過**

このことは、質問されたお母さんにも符合するエピソードといえないでしょうか。ただ、この際に考えないといけないことがあります。たしかに稀ながら、食物アレルギーがアトピー性皮膚炎の悪化要因になる可能性はあるということです。**除去食が必要な場合**はたしかにあるのです。

しかし、その頻度は少ないのではないかと考えられており、最新の報告でも、食物除去は短期間にとどめ、除去でアトピー性皮膚炎が改善している場合にも、経口食物負荷試験（安全性を確保した状態で実際食べてみる）を実施すべきであるとされています。

▶ Eigenmann PA, et al. Pediatr Allergy Immunol. 2020；31：19-26. ☞ **PMID：31273833**

一方、「皮膚が安定していれば、環境からの影響も受けにくくなり、むしろ改善する方向に働く可能性」があることがわかってきました。「**経皮免疫療法**[*4]」といって、皮膚にピーナッツを染み込ませた特殊なパッチを貼っていると、ピーナッツを食べられる量が徐々に増えるかもしれないと報告されたのです。

▶ Katz Y, et al. J Allergy Clin Immunol 2017；139：1135-6. ☞ **PMID：27964851**

ですので、「❸皮膚の保湿をすれば、ソバやピーナッツアレルギーの発症を予防できるのか？」という質問に関しては、それだけで予防できるかははっきりわからないけれども、

皮膚が安定しているほうが、発症するリスクは減るでしょう

とお答えすることができるでしょう。

そして、「❹食べても症状が出ない程度の量の食材を除去するのが正しいのか？」という質問に対しても、「経口免疫寛容」を維持するためには、除去をしないほうがよいだろうと考えられます。例えば、ピーナッツアレルギーが疑われた生後9～36カ月乳幼児37人に対する研究結果があります。その研究ではまず、ピーナッツたんぱく質量300 mg（＝約1粒

強）、ピーナッツ維持量 3,000 mg（＝10 粒以上）で継続摂取しました。そして、ピーナッツが食べられるようになるかどうかを検討したのです。研究結果は少し意外な結果になっています。

29 カ月間で 37 人中 29 人（78％）が、4 週間中断してもピーナッツたんぱく質 4,000 mg を食べられるようになりました。その達成した確率は 3,000 mg を継続している子どもより、300 mg を継続している子どものほうが高いくらいだったのです。

▶ Vickery BP, et al. J Allergy Clin Immunol 2017；139：173-81. e8.　☞ **PMID：27522159**

「食べる治療はリスクがある」のですが、この研究では「少量」で継続したほうが安全で、有効性があったのです。もちろん、この「少量」がどれくらいの量かに関しては、まだまだこれからの研究が必要ですが、食べても症状が出ない程度の量の食材は、

除去しないほうがよい

といえそうです。そして、現在の日本におけるガイドラインでも、「必要最小限の食物除去」が勧められています。

▶海老澤 元宏, 他 (監修). 食物アレルギー診療ガイドライン 2016《2018 年改訂版》☞ **ISBN：9784877942038**

この「免疫寛容を崩さないように」という視点がこのガイドラインにも組み込まれているわけです。

*1 IgE 抗体：1 章をみてね。
*2 経口免疫寛容：5 章をみてね。
*3 経口免疫療法：9 章をみてね。
*4 経皮免疫療法：食物アレルギーを誘発するアレルゲンを皮膚へのパッチ等を通じてアレルギー反応が出ない程度の微量だけ摂取し、段階的に摂取量を増やし、耐性獲得するという治療法。

教えて・ほむほむ先生
（質問回答コーナー）

 アレルギーと成長・遺伝のご質問

12. 「赤ちゃんのくしゃみはアレルギー？」のお話

13. アレルギーと遺伝のお話

14. 小麦アレルギーと食べている量と年齢のお話

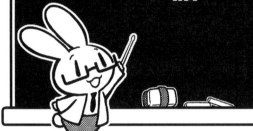

12. 「赤ちゃんのくしゃみはアレルギー?」のお話

小児アレルギー教室（5段階評価）
頻出度 🐰
難易度 🐰
解決度 🐰🐰🐰

 教えて・ほむほむ先生

生後12日の子どもがいます。入院中から、大きな**くしゃみ**をしています。私、主人ともに大人になってからの花粉症くらいしかアレルギーはありません。**新生児**でくしゃみということは**アレルギー体質が強い**のでしょうか?

マシュマロ（https://marshmallow-qa.com/messages/6c7c6dd5-932b-4010-9467-ff767ad5ad85?utm_medium＝mail ＆ utm_source＝message）より

 答える・ほむほむ先生

新生児期はもともと、くしゃみが多い時期であることが知られています。お母さんのからだの中にいたときは使わなかった気道に空気がさらされるようになった刺激によるものと考えられています。**アレルギー性鼻炎の発症は低年齢化**していますが、新生児期の発症はまず考えられませんので、そのくしゃみは生理的なものでしょう。

そもそも「くしゃみ」って、何…？

いきなりですが、この文章を読んでいる方に質問です。

石にけつまずいて転んだとき、手が「反射的に」出ますか？

目の前で手を叩かれたら、目が閉じますか？

それらが「**反射**」です。では、

コショウを嗅いだらくしゃみが出ますか？

刺激や温度の変化でくしゃみが出ますか？

そう、くしゃみも「**反射**」です。

鼻の粘膜が刺激を受けると、その刺激物質を排出するメカニズムが働き、反射でくしゃみが出るのですね。じつは新生児は、くしゃみが多く出る時期ということが知られています。これは、お母さんのからだの中では、臍帯から酸素が入ってくるので気道を使う必要性がなかったのに、気道から酸素を取り入れるようになると、鼻の粘膜が刺激されやすくなるからと考えられています。

▶ 大澤陽子. JOHNS 2016；32：987-90. ☞ ISSN：0910-6820

つまり、新生児のくしゃみは、「直接の刺激によるもの」と考えられますね。赤ちゃんが世の中のさまざまな刺激に適応している最中なのだと考えると、「がんばれ！」って声をかけたくなります。

そのくしゃみ、「アレルギー性鼻炎」なの…？

さて、今回の質問者さんの期待しているお答えは、「このくしゃみがアレルギー性鼻炎によるものではないのか？」ということでしょう。たしかにアレルギー性鼻炎は、子どものくしゃみの原因として多い病気です。そして、子どもの

アレルギー性鼻炎の発症年齢はどんどん早くなってきています。

例えば、1年を通じて症状のある「通年性」アレルギー性鼻炎をもっている子どもは、**0～4歳で5.1%、5～9歳で20.9%、10～19歳で38.5%**という報告があります。

▶鼻アレルギー診療ガイドライン―通年性鼻炎と花粉症― 2020年版 ☞ **ISBN：9784898016909**

この通年性アレルギー性鼻炎の原因として多いのが、ダニに対する IgE 抗体[*1] です。IgE 抗体をもっていることを「感作されている」といい、アレルギーの素質をもっていると考えられます。そして、成人に関してはダニに対して感作されていることがとても多くなっています。

例えば、日本におけるこんな大規模な研究結果があります。母親99,013人、父親49,991人の感作率を調査したところ、**スギ花粉に55.6%、ダニに48%の人**が IgE 抗体をもっていたそうです。IgE 抗体をもっていたら全員発症しているという意味ではありませんが、IgE 抗体をもっている（感作されている）方は、アレルギー性鼻炎をもっている可能性が高くなります。そしてこの研究では、アレルギー性鼻炎や花粉症を、**99,013人の母親は36.0%、49,991人の父親は30.3%**ももっていました。

では、乳幼児ではどうでしょう？

さらに、日本における2歳未満の子ども408人の検討があります。

▶ Osawa Y, et al. Int J Pediatr Otorhinolaryngol 2012；76：189-93. ☞ **PMID：22138378**

すると、ダニや花粉、ペットのフケなどに対する特異的 IgE 抗体（アレルギー性鼻炎がある場合に上がる抗体）をもつ子どもは **10.7%** でした。そして、鼻汁の中に好酸球（アレルギー性鼻炎の可能性を示します）が **7.1%** から検出され、アレルギー性鼻炎があると判定されたのは **1.5%** だったと報告されています。かなり下がりますね。

さすがに新生児ではアレルギー性鼻炎はないでしょう。体内ではダニやスギ花粉に直接さらされることがありませんので、生まれたばかりでは感作されていない可能性が高くなるのですね。例えば、101 人の新生児に対する一般的な IgE 抗体があるかどうかの調査では、IgE 抗体が高い子どもはいなかったそうです。

▶ Mohammadzadeh I,et al. Clin Mol Allergy 2019；17：11.　☞ **PMID：31372096**

 ## 新生児 のアレルギー性鼻炎は「ないのでは…」といえます

では、この文章を読んでいる方にまた、質問です。

あなたは、100 m を 9 秒で走ることができますか？
今日、目の前に隕石が落ちてくる可能性があるでしょうか？

「可能性はゼロではない」とはいえるかもしれませんが，まずないといえますよね。

では、明日、自動車事故を起こす可能性は？
明日、風邪をひく可能性は？

ゼロではないですね。でも、「まずないのでは…」といえると思います。

では、インフルエンザの流行シーズンで、
明日インフルエンザにかかる可能性はどうでしょう？

かなり可能性が高くなってきましたか？ 「かからない自信はない」ですよね。ちょっと極端な話をしましたが、私たち医師は、検査をする前に個別に患者さんのお話を聞くことを重視します（「**問診**」といいます）。お話を聞くことで事前に可能性を絞り込むのですね。

たしかにアレルギー性鼻炎を発症する年齢は低年齢化しています。しかし、目の前の赤ちゃんのくしゃみがアレルギー性鼻炎である可能性は、

ほむほむ先生が 100 m を 10 秒で走るより低そうです。

お父さんお母さんが、アレルギー体質だと、お子さんがアレルギー体質になる可能性は高くなります（13 章）が、大人の花粉症に関してはすごく多くなっている病気であることはお話したとおりです。でも、**新生児の赤ちゃんのくしゃみがあるからアレルギー体質が強いということは難しそうです。**

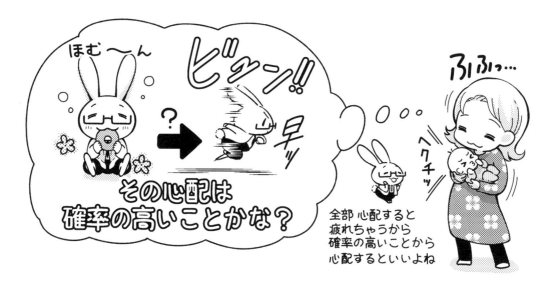

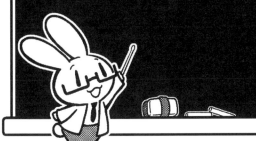

13. アレルギーと遺伝のお話

小児アレルギー教室（5段階評価）
頻出度 🐰🐰🐰🐰🐰
難易度 🐰🐰
解決度 🐰🐰

  教えて・ほむほむ先生

先生、アレルギーは遺伝しますか？ 夫婦共にアレルギーとアトピーもちで、息子も
アトピーなんです。健診時に「今は誰もがなる時代だからアレルギーにならない人は
いない」といわれました。しかし私の母はアレルギーもアトピーもありません。ただ
の「体質なのか」「遺伝なのか」知りたいです。

マシュマロ（https://marshmallow-qa.com/messages/2eaa74ca-25b1-432d-8347-b463f18fbb59?utm_
medium＝mail & utm_source＝message）より

 答える・ほむほむ先生

アトピー性皮膚炎には、たしかに遺伝的な原因（素因）があります。 遺伝的な原因とし
て、皮膚のバリアがもともと低い方に発症しやすいといえ、遺伝子の部分の要因もい
くつか報告されています。しかし、実際に発症するには、「遺伝」だけではなく、「環

境的な影響」もとても強いことがわかっています。

 ## アレルギー がない人はいない、というのはホント？

アレルギーの病気は、たしかに昔に比べて増えていますが、「アレルギーは誰もがなる時代で、アレルギーがない人はいない」というのは、ちょっといいすぎではないかなあ…と思います。日本で行われた全国調査では、母親 99,013 人において「喘息 10.9 ％」「アレルギー性鼻炎（花粉症）36.0 ％」「アトピー性皮膚炎 15.7 ％」「食物アレルギー 4.8 ％」にアレルギーがみられました。同様に 49,991 人の父親では、それぞれ 10.8 ％、30.3 ％、11.2 ％、3.3 ％という結果でした。

▶ Yamamoto-Hanada K, et al. World Allergy Organ J. 2017；10：24. ☞ PMID：28811862

アレルギーがない人も少なくはありませんね。ただ実際問題、心配事として「アレルギー体質かどうか」と思ってしまう保護者さんも多いでしょう。

 ## アレルギーが遺伝 するか、という質問は少なからずあります

では、アレルギー疾患は遺伝するのでしょうか？　結論からいいましょう。**アレルギーには、たしかに遺伝の面も大きい**です。例えば、親子 4,089 組を生まれたときに登録して、4 歳までのアトピー性皮膚炎の発症リスクを評価した報告があります。

▶ Böhme M, et al. Clin Exp Allergy 2003；33：1226-31. ☞ PMID：12956743

すると、アレルギー疾患のない両親からの生まれた子どもは、アトピー性皮膚炎を 27 ％の

発症だったのに比較して、親のアレルギー疾患が1人だと38％、2人ともアレルギー疾患があると50％という結果でした。すなわち、ご相談のようにお父さんお母さんともにアトピー性皮膚炎があると、

お子さんがアトピー性皮膚炎になる可能性が半分はある

ということです。しかし、このお話をすると、「お父さんお母さんにアトピー性皮膚炎があると、どうしようもない」とか思ってしまいがちです。でも、そういう気持ちになるのはちょっと待ってください。

遺伝子は 100年前からそうそう変わっていないはず

人類の歴史から考えれば100年でも凄く短いですよね。そして「**もしアレルギーの病気が遺伝だけで決まる**」のだったら、こんなにアレルギーが増えたりしないはずです。「もし遺伝子だけでアレルギーが決まってしまう」なら、完全に遺伝子が一緒の一卵性双生児は、病気もみんな一緒になってしまいます。そんなことはありません。その証拠に、一卵性双生児において、アトピー性皮膚炎の一致率は72〜86％、ピーナッツアレルギーの一致率は60％と報告されています。

▶ Cookson WO, et al. Curr Opin Allergy Clin Immunol 2002；2：383-7. ☞ **PMID：12582320**

▶ Sicherer SH, et al. J Allergy Clin Immunol 2000；106：53-6. ☞ **PMID：10887305**

結構、遺伝とアレルギー出現って、ずれるでしょう？　なぜなら、**アレルギーの病気の発症は遺伝だけでなく、環境要因や生活の仕方によって大きく変わる**からです。

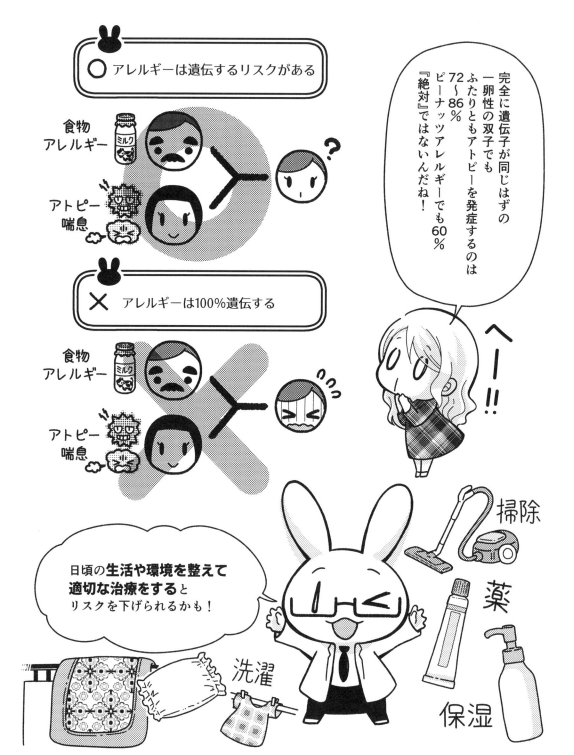

○ アレルギーは遺伝するリスクがある

食物
アレルギー

アトピー
喘息

？

× アレルギーは100％遺伝する

食物
アレルギー

アトピー
喘息

完全に遺伝子が同じはずの
一卵性の双子でも
ふたりともアトピーを発症するのは
72〜86％
ピーナッツアレルギーでも60％
『絶対』ではないんだね！

へー‼

日頃の**生活や環境を整えて**
適切な治療をすると
リスクを下げられるかも！

掃除

薬

保湿

洗濯

こういう話は、例えば、「糖尿病」にだっていえることです。「ペットボトル症候群」って、聞いたことがありませんか？　砂糖が含まれた清涼飲料水をたくさん飲んでいると、糖尿病を発症しやすくなることがわかっています。

▶ Yamada K, et al. Diabetes Care 1996；19：671.　☞ PMID：8725872

つまり環境や生活の仕方によって、糖尿病を発症しやすい方がさらに発症しやすくなるわけですね。糖尿病の方が運動しましょうとよく指導されるように、糖尿病にならないための運動習慣があると発症しにくくなるのかもしれません。実際に、運動を週に3回以上行うと、運動をしない人に比べて糖尿病の発症リスクは約半分になるという報告もあります。

▶ Sato KK, et al. Diabetes Care 2007；30：2296-8.　☞ PMID：17536075

アレルギーも同じです。遺伝だけではなく、環境や生活習慣の違いで発症しやすくなったり、発症しにくくなったりするのです。

 # 遺伝的な要素は どれくらいわかっているの？

アレルギーになりやすい遺伝的な要素に関しては、多くの研究が行われています。特に最近は、遺伝子情報全体（ゲノム）[*1] を広くしらべる方法がよく使われるようになりました（「ゲノムワイド関連解析」といいます）。全体を解析して、統計的に関連している遺伝子の部分を抽出するのです。その検討の最初の頃にみつかった遺伝子が 1q21 という遺伝子です。それは、**皮膚のバリア機能と関連するたんぱく質であるフィラグリンと関係が深い遺伝子**でした。

▶広田 朝光，他. 医学と薬学 2017；74：373-8 ☞ ISSN：0389-3898

フィラグリンというたんぱく質は、アトピー性皮膚炎の分野ではとても有名です。例えば、

英国のワイト島で行われた研究では、94 人の臍帯血（臍の緒から採取した血液）で検討した結果、**フィラグリン遺伝子異常があると、アトピー性皮膚炎の発症リスクが高くなった**とされています。

▶ Ziyab AH, et al. Clin Exp Allergy 2017；47：1185-92. ☞ PMID：28502108

その後も、多くの関連した遺伝子がみつかっていますが、皮膚のバリア機能が低い体質だとアトピー性皮膚炎が発症しやすくなるといえます。

 ## 乾燥 しやすい素因があると、絶対アトピー性皮膚炎を発症する？

遺伝的な要素そのものを治すことは現在の医学では難しいです。しかし、乾燥しやすい体質となるフィラグリン遺伝子異常があっても、温暖な気候の石垣島ではアトピー性皮膚炎の発症原因にはならなかったという報告もあります。

▶ Sasaki T, et al. J Dermatol Sci 2014；76：10-5. ☞ PMID：25086748

乾燥しやすい体質をもっていても、なんらかの方法で影響を弱められそうですね。高温多湿な南国に引っ越すというのも、もしかしたら手段として有効なのかもしれません（ほむほむ）。

冗談はさておき…。実際に、お父さん、お母さん、もしくは兄弟に 1 人以上のアトピー性皮膚炎のある赤ちゃん（アトピー性皮膚炎を発症しやすいと予想される）に、毎日保湿剤を塗っていると「3 割程度アトピー性皮膚炎の発症リスクを減らせた」という報告があります。

▶ Horimukai K, et al. J Allergy Clin Immunol 2014；134：824-30. ☞ PMID：25282564

そして、生まれたばかりのときの皮膚のバリア機能が低いと予想されたお子さんに保湿剤を

しっかり塗っておくと、皮膚のバリア機能が良好なお子さんと、アトピー性皮膚炎の発症リスクが変わらなくなったという報告もあります。

▶ Horimukai K, et al. Allergol Int 2016；65：103-8. ☞ PMID：**26666481**

乾燥しやすい体質でも、保湿剤をしっかり塗ることでその体質（＝遺伝的な素因）をカバーできるかもしれないということです。ちなみに、フィラグリン遺伝子の異常があるかどうかは、親指の付け根の皮膚のシワの刻まれ方である程度見わけることができるという報告があります。

▶ Brown SJ, et al. Br J Dermatol 2009；161：884-9. ☞ PMID：**19681860**

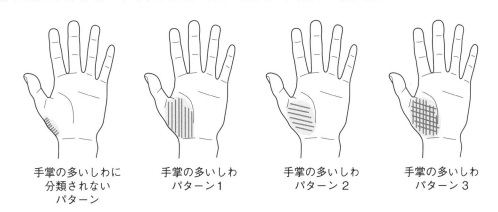

手掌の多いしわに
分類されない
パターン

手掌の多いしわ
パターン1

手掌の多いしわ
パターン2

手掌の多いしわ
パターン3

フィラグリン遺伝子の異常を予測する、親指の付け根のシワの程度

もちろん絶対ではないのですが、もしこの深く刻まれたしわがあるときは、保湿剤をしっかり塗ったほうがいいのかもしれませんね。そうして、糖尿病の方の運動と同じように、発症する前から遺伝的な体質をカバーすることがよさそうです。

＊1 **遺伝子情報全体（ゲノム）**：DNAの文字列に表された遺伝情報のすべてをさす。ヒトゲノムのDNAの文字列（塩基）は32億文字列、このうちたんぱく質の設計図の部分を「遺伝子」と呼び、もし遺伝子に変化が起こると、からだの働きを損ねたり、病気の原因になることも。

14. 小麦アレルギーと食べている量と年齢のお話

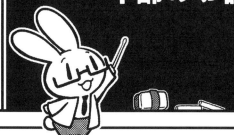

小児アレルギー教室 (5段階評価)
頻出度 🐰🐰🐰
難易度 🐰🐰
解決度 🐰🐰🐰🐰

 教えて・ほむほむ先生

娘が**小麦アレルギー**です。「4〜5歳以上になって除去が解除できないと、完全解除は難しい」と聞きます。「どのくらいまでに」「どの程度」食べられるようになると、のちのち主食として食べても問題なく食べられるようになるのでしょうか。目安とかありますか？　また、家で少しずつ**経口摂取量**を増やしていって、血液検査がよくても、負荷試験をやると2回目摂取後か3回目摂取後には**アレルギー反応**が出てしまいます。「安全なレンジとアレルギー反応が出るレンジが近くて、徐々に増やしてくと大丈夫だけど、負荷試験のように急にたくさん食べると反応しちゃう子がいる」と担当医の先生がおっしゃっていました。先生もそういう実感はありますか？　そういうタイプでも日常生活の中でできることはありますか？

マシュマロ (https://marshmallow-qa.com/messages/22811a8e-3cea-4414-86dc-7120c04c8f0e?utm_medium＝mail & utm_source＝message) より

答える・ほむほむ先生

乳児期に発症した小麦アレルギーのお子さんが、いつ頃改善していたかを検討した研究では、**4歳で29%、8歳で56%、12歳で65%**がよくなっていたとされています。たしかに4～5歳くらいから、改善する可能性は減ってくるものの、まだ改善する可能性はありそうです。そして、少しずつ食べられる量を押し上げる治療、すなわち「**経口免疫療法**」に関し、小麦での研究結果もあります。例えば、うどん2gを継続して食べていって1年後にどれくらい食べられるようになったかを検討すると、たしかに食べられる量が増えてくるようです。しかし、それでも食べられる量の増える速度はそれほど早いものではないので、「**急に増やすと症状が出てくる可能性は高い**」といえるでしょう。さらに、**体調に応じても食べられる量は大きく上下する**ことが報告されており、「食べられるぎりぎりを狙う」ことは勧められないといえます。

「少しずつ食べる治療」は「標準治療ではない」ので、医師とよく相談してね

このご質問もいくつかのテーマが含まれていますので、整理してから始めましょう。

❶小麦アレルギーは、どのくらいの年齢までに、どれくらい改善するのか？
❷小麦アレルギーに関し、食べる量を増やしていって症状がある場合には、どうすればいいのか？

ということになるでしょうか。なお、このご質問では、もともと小麦アレルギーのあるお子さんに対し、少しずつ食べられる量を押し上げる治療、すなわち「**経口免疫療法**[*1]」が行われています。経口免疫療法は少しずつ行われるようになりつつあるものの、

一般的に推奨される治療、標準治療ではありません。

ですので、実施されている医師によくお話を聞いてから、リスクも考えながら進めていきましょう。「こうすればうまくいく」という方法は、まだ十分わかっていない治療だからです。

では、❶の乳児期に発症した小麦アレルギーはいつ頃よくなっているでしょうか？　海外の研究結果を示します。

▶ Keet CA, et al. Ann Allergy Asthma Immunol 2009；102：410-5.　☞ **PMID：19492663**

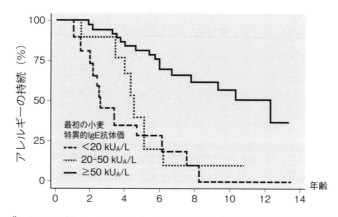

小麦アレルギーはいつ頃よくなるのか？（最初の小麦特異的 IgE 抗体価による分類）

図のイメージとして、年齢が上がってくるほど（概ね 10 歳くらいまでは）、食べられる人がだんだん増えくるということ、そして、最初に小麦の特異的 IgE 抗体価（1 章）が高いと、なかなか改善してこないことを表しています。

そして全体として、小麦アレルギーが改善していった率は **4 歳で 29％、8 歳で 56％、12**

歳で65%だったそうです。ご質問の内容から、お子さんの年齢が4歳とするとまだ自然に改善してくる可能性はあるようです。

次に「たくさん」と「徐々に」を考えてみましょう

では、❷の「徐々に増やしてくと大丈夫だけど、負荷試験のように急にたくさん食べると反応しちゃう子がいる」という点に関して考えてみましょう。実際に、小麦を食べる量を増量すると、どれくらい症状が出る確率が変わるのでしょうか？　小麦を食べる量を3段階に分けて検討した報告があります。

▶ Yanagida N, et al. J Allergy Clin Immunol Pract 2018；6：658-60.　☞ PMID：28847653

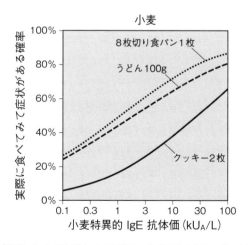

小麦アレルギーが疑われた子どもの実際に3段階の量で食べたときの陽性率

図の黒線はクッキー2枚、破線はうどん100g、点線は8枚切り食パン1枚を食べて症状がどれくらいあるかを、小麦に対するアレルギー検査（小麦特異的IgE抗体価）の結果と比

べた確率を表しています。食べる量を増やすほど、「黒線→破線→点線」と症状が出る確率が大きく上がるということです。つまり、急に増やすと症状が出るというのはどういうことかわかりますよね。**食べる量によって、症状が出る確率が高くなっていくわけですから、「症状が出る量」に当たりやすくなってしまう**ということです。では質問者さんの

「徐々に増やしてくと大丈夫だけど」という点に関しては
どうでしょうか？

そこで、小麦を食べてアナフィラキシーを起こしたことのある5〜18歳の子どもに関する研究結果をご紹介しましょう。この研究ではまず、ゆでうどん2gを食べられるかどうかの検査を行って症状を確認し、入院してゆでうどん2g/日まで食べられる量を増やしたうえで、その後自宅でうどん2gを増量せず摂取を継続するという方法で行われました。「増やさずに維持」という点がポイントです。そして、1年間うどん2gを食べ続けたあとに**2週間小麦を食べるのをいったん中断**し、ゆでうどん2g、もしくはゆでうどん15gを食べられるかどうかを確認したのです。

▶ Nagakura K, et al. Pediatr Allergy Immunol 2020；31：371-9. ☞ PMID：31976576

すると、**69％の子ども**は、うどん2gを食べ続けることができており、**25％の子ども**はうどん15gを食べられるようになっていました。一方で、**除去を続けた子どもは9％しか**うどん2gを食べられるようになりませんでした。

この研究では2つのことがわかります。**1つ目にいえること**は、1年間食べ続けることで食べられる量は増えていくようですが、そのペースは思ったほど早くはなさそうだということです。徐々に増やしていくとしても、かなり慎重に増やしていかないと「症状が出る量」に簡単に当たって、症状が出ることになってしまいそうです。つまり、

食べると症状があるギリギリの量を狙うことは勧められない

ということです。さらに問題があります。**食べられる量は上下しやすい**のです。例えば、運動や睡眠不足があると、食べたときの症状が出やすくなることがわかっています。ピーナッツアレルギー患者81人（平均25歳）に関して、ピーナッツを食べたあとに運動させたり、食べる前に睡眠不足にしたりして、そういった要因がない場合と比較した研究結果があります。

▶ Dua S, et al. J Allergy Clim Immunol 2019；144：1584-94.e2. ☞ **PMID：31319102**

すると、運動や睡眠不足があると食べられる量が4割以上も減ったそうです（個人差があります）。つまり、ちょっとした体調不良でも、症状が出やすくなってしまうことがあるのです。

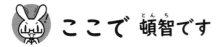 ここで 頓智（とんち）です

では、いつもはギリギリを狙って、ちょっと体調が優れないかなというときだけ中断するのはどうでしょう？　ここに**2つ目の問題**がでてきます。

食物アレルギーに対し「食べ続けて、食べられる量を押し上げていく治療」は、「食べ続けていないと、食べられる状態を維持できない」可能性があることです（25章でもお話ししますね）。というのも、先ほどあげた研究をもう一度みてみましょう。1年間、うどん2gを食べ続けていると「うどん2gを食べられていた」のに、2週間中断しただけで、「安定して食べ続けられる子どもが31％ほど減ってしまっていた」ともみえるのです。

低い高度を狙って飛んでいる曲芸飛行機を思い浮かべてみましょう。

その飛行機の高度が何かの拍子でぐっと下がったら…大事故につながってしまいますよね。

そうです。食べられる量のぎりぎりを狙うのはリスクがあり、無理をしない量を考えていったほうが安全なのです。

では、小麦をどれくらいの量で食べていれば、効果的に増量できるのでしょうか？　残念ながら、この点に関する十分なデータはありません。ただし、今回お話した研究結果からは、うどん2ｇ（ちなみに冷凍うどん1玉が170〜200ｇ程度です）というとても少ない量でも、食べ続けていれば「少しずつ食べられる量（飛行機であれば高度）が増えてくる」とはいえそうです。おそらく食べる量を増やせば、その効果は上がってはくるでしょう。ただし、量を増やせば、それだけリスクも上がってくることになります。

そして、飛行機でいう「高度を下げやすい」、もしくは「もともと高度を上げにくい」場合もあり得ます。例えば、小麦たんぱく質の1つである「ω5グリアジン」というたんぱく質は、とてもアレルギーを起こしやすいことがわかっています。

▶ Ebisawa M, et al. Int Arch Allergy Immunol 2012；158：71-6. ☞ PMID：22212744

そして、「小麦アレルギーが改善してくるとき」は、ω5グリアジンに対するIgE抗体価[*2]が下がってくることが報告されています。

▶ Shibata R, et al. Ann Allergy Athma Immunol 2011；107：337-43. ☞ PMID：21962094

質問者さんの「血液検査がよくても」の状況がわかりませんが、**「小麦に対するIgE抗体価」が低くても、「ω5グリアジンに対するIgE抗体価」が十分下がっていないならば、症状がある可能性が高く**なります。ω5特異的IgE抗体価の検査は、保険適用になっていますので、医師に相談してみましょう。

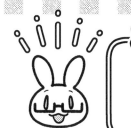

経口免疫療法は例えるなら「空を飛ぶ」ぐらい
すごいことをしているんだよ！　だから焦らないでね

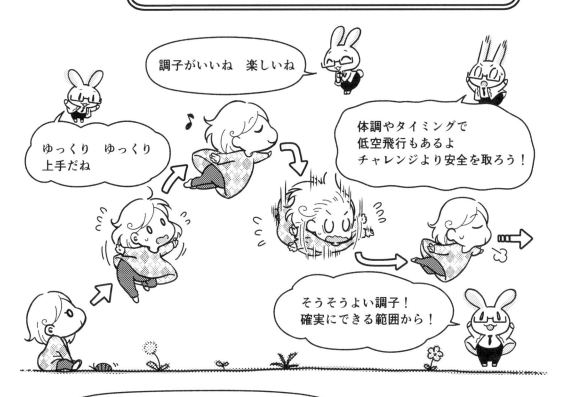

調子がいいね　楽しいね

ゆっくり　ゆっくり
上手だね

体調やタイミングで
低空飛行もあるよ
チャレンジより安全を取ろう！

そうそうよい調子！
確実にできる範囲から！

経口免疫療法は標準治療ではないからこそ
経験のある専門医と行う必要があるよ
焦らず、　慎重に、　　つまり安全が最優先！

無理はせず、　中止するかも含めて
かかりつけ医と相談していきましょう

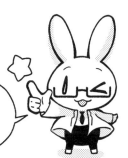

となると できることは…？

さて、質問者さんの「日常生活の中でできること」に関して考えてみましょう。確定的なことをお話することは個人差もあり難しいですが、「**できるだけ毎日食べる**」「**喘息があれば治療を定期的に行い**」「**スキンケアをして皮膚を安定させる**」という点が重要でしょう。25章でお話ししますが、卵に対する経口免疫療法の報告では、1日おきに食べるよりも、毎日食べておいたほうが、目標量まで食べられるようになる確率も、安全性も高いようです。

▶ Martín-Muñoz MF, et al. Pediatr Allergy Immunol 2019；30：214-24. ☞ **PMID：30414284**

個人差も大きいと思いますが、週に1〜2回食べるだけだと十分な効果が上がらない可能性があります。飛行機でいえば、エンジンを何度もふかさないと高度が上がりにくい飛行機もあれば、するすると上昇しやすい飛行機もあるといえばよいでしょうか。

また、皮膚の状態や気管支喘息の安定も重要です。最近発表された欧州のガイドラインでは、食物アレルギーの免疫療法（今回のケースのように、「少しずつ食べる」ような治療）を行う場合に「してはいけないこと」（医学的には「禁忌」といいます）が示されています。

▶ Pajno GB, et al. Allergy 2018；73：799-815. ☞ **PMID：29205393**

例えば、「安定していない気管支喘息やアトピー性皮膚炎」が、その禁忌に挙げられています。皮膚の状態が安定していないと、どれくらい不安定になるのでしょうか？ 牛乳を飲んでいって食べられる量を増やそうとする治療を受けた子ども41人に関して、強いアレルギー症状であるアナフィラキシーを起こす要因を検討した研究があります。すると、研究開始時にアトピー性皮膚炎が改善していた子どもは、十分改善していなかった子どもと比較すると、治療中にアナフィラキシーを発症する可能性が13％に減ったという結果になっています。

▶ De Schryver S, et al. J Allergy Clin Immunol Pract 2019；7：1912-9.　☞ PMID：30776522

すごい差がつくものですね。裏を返せば、**治療中にアトピー性皮膚炎が悪化すれば、強いアレルギー症状を起こしやすくなる可能性が高くなる**ともいえます。

つまり、アトピー性皮膚炎や気管支喘息の人の状態が不安定になると、食べていく治療のリスクが高くなってしまうのですね。飛行機でいえば、エンジン不調や翼の破損といった感じでしょうか。十分な整備をしてからでないと飛び立てませんよね。

ですので、日常的にできることといえば、「毎日、量を測って食べること」「気管支喘息やアトピー性皮膚炎があるなら、その治療をしっかりすること」が挙げられそうです。

* 1 経口免疫療法：9章をみてね。
* 2 IgE 抗体価：1章をみてね。

教えて・ほむほむ先生
（質問回答コーナー）

 気管支喘息のご質問

15. 喘息とお薬のお話

15. 喘息とお薬のお話

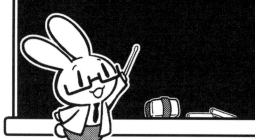

小児アレルギー教室（5段階評価）
頻出度　🐰🐰🐰
難易度　🐰🐰
解決度　🐰🐰🐰🐰🐰

 教えて・ほむほむ先生

4歳男児の母です。昨年の秋過ぎあたりに子どもに**喘息発作**があり、吸入治療をしました。再発防止として、**気管支拡張薬**を毎日飲み続けています。咳がほぼ出なくなり、夏前頃にいったん中止にしたら2日後にまた咳き込みが出て、薬を再開しました。2週間に1回必ず受診しています。気管支拡張薬を飲み続ける目安を教えていただきたいです。

マシュマロ（https://marshmallow-qa.com/messages/adc67333-c631-49db-934a-02b43c6e3996?utm_medium=mail&utm_source=message）より

 答える・ほむほむ先生

気管支喘息を考えていくにあたって、2つの視点をもつ必要があります。❶**気管支の慢性の炎症**と、その炎症があるところに刺激を受けると、❷**気管支が収縮する**、とい

う2つの視点です。つまり気管支拡張薬は、その片方の視点しかないことになります。気管支拡張薬ばかりを使用している場合に起こることは、1970年代に大きな事故につながりかねないことが証明されています。ですので、気管支拡張薬を毎日飲まなければ発作が起こってしまうという状況を脱するには、**気管支の炎症を少なくするための治療が必要**と思われます。

 # 私は 1998年に医師になりました

このご質問をみて、ちょっと辛くなってしまいました。当時はまだ、夜間に喘息発作が起こって受診される方が今よりもずっと多く、今ではほぼ実施されなくなった「長期入院」をせざるを得ないお子さんも、そして人工呼吸器を要するお子さんも、時折いらっしゃいました。そのときのことを思い出してしまうのです。

ちょうどその頃から、喘息治療は、**吸入ステロイド薬**など「気管支の慢性の炎症」を抑える薬の登場で大きく変貌しました。でも、いきなり「気管支の慢性の炎症」って、ちょっと難しい言葉ですね。そこで私は、**「気管支の慢性の炎症」**のことを

「気管支にアトピー性皮膚炎のような湿疹ができている」

と説明することにしています。アトピー性皮膚炎って、少しの刺激でかゆくなっちゃいますよね。そんな感じで、気管支に慢性の炎症があると、刺激を受けやすくなるのです。そして刺激を受けると、かゆくなる代わりに気管支の周囲に巻きついている筋肉（「平滑筋」といいます）が「ぎゅーっ」と締まります（3章）。

「再発防止として、気管支拡張薬を毎日飲み続けています」とおっしゃっている質問者さんは、この「喘息は気管支が締まってぜいぜい、ひゅーひゅーとして苦しくなる病気」と思い

浮かべているでしょう。それはそれで正しいのですが、ここには「気管支のアトピー性皮膚炎のような湿疹」のことを考え合わせた治療が行われていないのです。つまり、じつは半分しか喘息のことを思い浮かべておられないわけです。

🐰 喘息の治療 を歯磨きと痛み止めにたとえてみましょう

質問者さんは、歯磨きをしていますか？　きっと、今虫歯がなくとも、虫歯にならないためにきっと歯磨きは毎日されていることと思います。ではもう1つ、虫歯になってとても痛いときに、痛み止めを飲む、そんな状況を思い浮かべてみてください。

毎日の歯磨きにあたるのが「**気管支の炎症を抑える薬**」です。
痛み止めにあたるのが「**気管支拡張薬**」です。

例えば、痛み止めを毎日使っていて虫歯があまり痛くないから、治療も歯磨きもいらないと考えている方がいたら、質問者さんはどうしますか？　「もっと虫歯が悪くなるから、ちゃんと治療をして歯磨きもちゃんとしようよ」と声をかけませんか？　だって、歯の治療も、歯磨きも全くせずに、痛み止めだけ飲んでいれば、だんだん虫歯も深くなっていって、治らなくなっていきそうですものね。

ほむほむ先生は、親御さんから「毎日気管支拡張薬を内服しているけれど、気管支の炎症を抑える薬を使っていない」というお話を聞くと、こんな状況を思い浮かべてしまうのです。喘息発作もくり返していくと、気道の慢性の炎症はさらにひどくなり、気道は硬く厚くなっていきます。ひどくなったアトピー性皮膚炎の皮膚がさらに硬く厚くなっていくように。

では、発作がくり返しあると、どういったことが気管支に起こってくるでしょうか？　英国

のサウサンプトン大学の研究グループが、喘息発作を起こす薬剤でわざと発作を3回起こさせ、気管支の粘膜を採取して顕微鏡で観察した研究があります。すると、**たった3回の発作を起こすだけで、すでに気管支の粘膜は少し厚くなってきている**ということがわかりました。

▶ Grainge CL, et al. N Engl J Med 2011；364：2006-15. ☞ PMID：21612469

アトピー性皮膚炎がひどくなって皮膚が厚くなるときのように、そして虫歯をほっておいてさらに深くなっていくように、「喘息発作それ自体」が喘息の大元にある気管支の炎症をひどくしていって、治りにくくしていくのですね。その気管支の慢性の炎症を考えずに気管支拡張薬ばかり使用した場合はどうなるでしょう。それは、「**気管支の慢性の炎症が大元にあることがわかっていなかった時代**」の事件が証明しています。

ついに 喘息治療は夜明けを迎えることになりました

まだ、気管支喘息の本当の姿が「気道の慢性炎症」と十分わかっていなかった時代である1970年代に、気管支拡張薬であるフェノテロール（商品名ベロテック®）を濫用することにより亡くなる方が増えたという事件があったのです。フェノテロールは、短時間作用性β刺激薬という気管支拡張薬の1種です。

気管支拡張薬の中でもフェノテロールは「効果が高い薬」としてよく使われていました。そして、1989年にフェノテロールが、ニュージーランドにおける喘息死を増やす原因になったという報告がなされ、使用制限が設けられるようになったのです。フェノテロールの使用制限後、ニュージーランドにおける喘息死は半減しました（濫用を抑制した効果と考えられています）。

▶ Pearce N, et al. Lancet 1995；345：41-4. ☞ PMID：7799709

そして現在はフェノテロールの添付文書には、下記のような文面が記載されています。

【警　告】
（1）本剤の使用は、患者が適正な使用方法について十分に理解しており、過量投与になるおそれのないことが確認されている場合に限ること。「重要な基本的注意」の項参照
（2）本剤の投与は、他のβ₂刺激薬吸入剤が無効な場合に限ること。
（3）小児に対しては、他のβ₂刺激薬吸入剤が無効な場合で、入院中など、医師の厳重な管理・監督下で本剤を投与する場合を除き、投与しないこと。

フェノテロールの添付文書 (警告)

さて、この事件の全貌が明らかになった前後から、

「気管支喘息の大元には気管支の慢性の炎症があり、その治療が必要」

ということが、はっきりわかってくることになりました（3 章）。2000 年にカナダの研究グループから発表された有名な研究結果があります。研究者らはまず、5〜44 歳までの 30,569 人の喘息をもつ方に関し、過去 1 年間に使用した吸入ステロイド薬の容器数を数えました。そして、**吸入ステロイド薬を使っていた本数が増えるごとに、喘息による死亡率は 21％も減少していた**ことを見出したのです。

▶ Suissa S, et al. N Engl J Med 2000；343：332-6. ☞ PMID：10922423

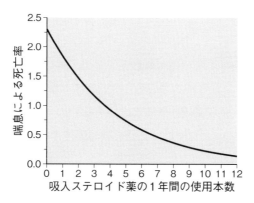

縦軸: 喘息による死亡率 (0.0 〜 2.5)
横軸: 吸入ステロイド薬の1年間の使用本数 (0 〜 12)

吸入ステロイド薬の使用本数が増えるほど、喘息死が減る

そして、吸入ステロイド薬のような「気管支の炎症を抑える薬」は、ガイドライン（喘息で参考にされる公式ガイドみたいなもの）に積極的に取り入れられるようになり、普及していきました。すると、その成果もあって子どもでも喘息で亡くなる方が大きく減り、2018年には、小児の喘息死ゼロが達成されたのです（3章の図参照）。まさに喘息治療の夜明け前・夜明け後をみているかのようです。

でも、吸入ステロイド薬を使えばいいではありません

ここでポイントとなるのは「気管支の慢性の炎症」、つまり気管支の湿疹ということですね。ただ、気管支の慢性の炎症を抑えるために吸入ステロイド薬を無制限に使用することを推奨しているわけではありません。というのも、2012年に米国の研究グループが発表した大規模な研究結果が、**毎日使う吸入ステロイド薬によって、身長を最終的に1.2 cmほど低くする**可能性を報告しているからです。

▶ Kelly HW, et al. N Engl J Med 2012；367：904-12. ☞ **PMID：22938716**

「わずかでも身長の伸びが抑えられる可能性があるなら使わない」と思われる方もいらっしゃるかもしれませんね。しかし一方で、吸入ステロイド薬を恐れるあまり、吸入ステロイド薬を使わないという選択肢も推奨できるわけでもないのです。命の危険性ばかりでなく、吸入ステロイド薬がまだなかった時代、「**頻回の喘息発作そのものが身長の伸びを強く抑え込んでしまう**」可能性も指摘されているからです。

▶ Balfour-Lynn L. Arch Dis Child 1986；61：1049-55. ☞ **PMID：3098185**

▶ Hauspie R, et al. J Allergy Clin Immunol 1977；59：200-6. ☞ **PMID：190283**

ですので、吸入ステロイド薬を漫然と使用することだけが重要なのではありません。例えば、気道の慢性の炎症を減らせるように、気道の炎症をひどくするようなダニを環境から減らしたり、家族の禁煙なども重要と考えられるのです。だって、虫歯になりやすい人が、甘いものばかりを食べていては、虫歯は治りにくいですよね。気管支を荒らしやすい相手は減らしたほうがいいのです。

 ## ですので まずは炎症を抑える治療を行いましょう

そして、現在4歳のお子さんが、毎日喘息発作がある状況は、とてもよい状態とはいえません。というのも、「ずっと先がどうなるか」がある程度予想がつくからです。オーストラリアの研究グループが、7歳時点で喘息がある子ども484人を50歳までみていくという、途方もない研究を実施しています。

7歳時点で喘息があるお子さんが、50歳までに
喘息がよくなっているのは、どれくらいだったでしょうか？

すると、**7歳で喘息発作が少なかった子どもでは64%**だったのに、しょっちゅう発作があって**まだ持続している症状があるお子さんは15%**しかよくなっていなかったという結果でした。

▶ Tai A, et al. J Allergy Clin Immunol 2014；133：1572-8.e3. ☞ **PMID：24495434**

つまり、現在のお子さんの発作の状況は、そのまま大人になるまでひどい発作を残していくリスクが高くなるのではと予想されるのです。このようなお話をしても、「発作は結構あるけど苦しそうじゃないよ。だから大丈夫ですよね？」といわれる方もときどきいらっしゃいます。

その「苦しくない」は、本当に安全であることを示しているでしょうか？

こんな例を考えてみましょう。窓のない（外の様子がわからない）飛行機があり、高度が下がってくると、警報が鳴るとしましょう。しかし、警報がしょっちゅう鳴るようになると、その警報システムは作動しなくなってきます。

そんなイメージを思い浮かべてみてください。

知らないうちに高度が下がってきた飛行機が、何かの弾みで高度がぐっと下がるとすると、大事故になってしまいますね。こんなことが、喘息発作でも起こりうることがわかっています。発作をくり返していると、その苦しさを感じにくくなってくるのです。

▶ Kikuchi Y, et al. N Engl J Med 1994；330：1329-34. ☞ **PMID：8152444**

先ほどお話した「フェノテロール事件」は発作がしょっちゅう起こっているのに、気管支拡張薬をたくさん使っていて「高度が下がった自覚がなく、急な発作が起こって」大事故を起こしていたといえるでしょう。ですから、「気管支拡張薬を飲み続ける目安」というお話よ

りも、早めに気道の炎症を抑えるための治療を毎日行うようにして、環境整備を進めていくことをお勧めしたいです。

日本で喘息で亡くなるお子さんが大きく減ったきっかけは、「ガイドライン」の発達が大きく関係しています。もちろんガイドラインがすべてではありませんが、スタンダードな治療（**標準治療**[*1]）を多くの医師が理解し、活用するようになったからこその結果だということです。ほむほむ先生が医師になったばかりの頃は、まだ吸入ステロイド薬は小児にはほとんど使用されていませんでしたが（3章）、今では**「気管支喘息の大元に慢性の炎症がある」ということを理解されていない小児科専門医やアレルギー専門医は、すごく少なくなりました。**ですので、まずはかかりつけ医に相談しましょう。多くの場合は「そろそろ始めましょう」というお話をいただけるのではないかと思います。

質問者さんの周りにもきっと、その治療を実践している医師がいらっしゃると思います。もし可能でしたら、「ガイドライン」を参考にしている医師、例えば、アレルギー専門医に相談されることが一番の近道かもしれません。『**アレルギーポータル**』で検索すれば、「医療機関情報」から専門医も探せますので、ぜひ…（6章）。

▶アレルギーポータル☞ https://allergyportal.jp/knowlege

[*1] **標準治療**：科学的根拠に基づいた観点で、現在利用できる最良の治療であることが示され、多くの患者に行われることが推奨される治療をいう。

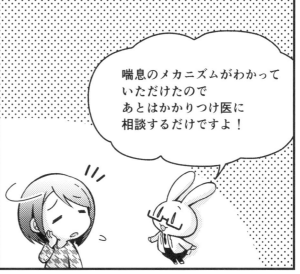

喘息のメカニズムがわかっていただけたのであとはかかりつけ医に相談するだけですよ！

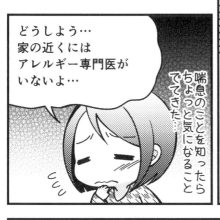

どうしよう…
家の近くには
アレルギー専門医が
いないよ…

喘息のことを知ったらちょっと気になることがでてきた…

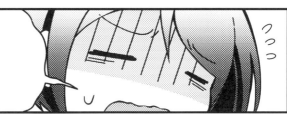

…どうやって？
素人がお医者さんに
なんて意見をすればいいの…？
……怒られない？

なるほど…
ではこのように
相談してみるのは
いかがでしょうか？

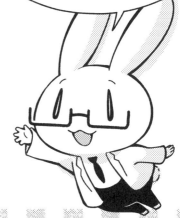

ガイドラインを読んでみたのだけど
今後の治療の相談をしたい、と伝える

ガイドラインとは診療の指標となる
いわば説明書のようなもの！
多くがネットで読めるよ

最新
ガイドライン
喘息

（本書をかかりつけの病院にもっていき）
該当ページをかかりつけ医に見せ
不安に思ったことを質問してみる

アレルギー教室

どれどれ

これ
なんですが…

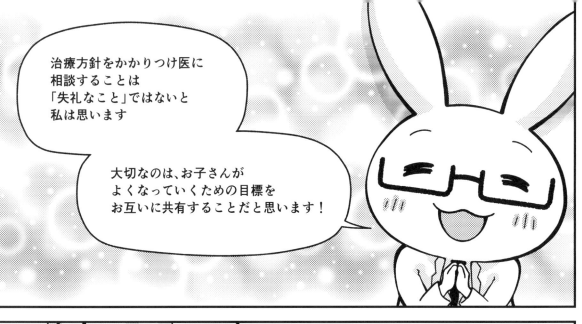

治療方針をかかりつけ医に
相談することは
「失礼なこと」ではないと
私は思います

大切なのは、お子さんが
よくなっていくための目標を
お互いに共有することだと思います！

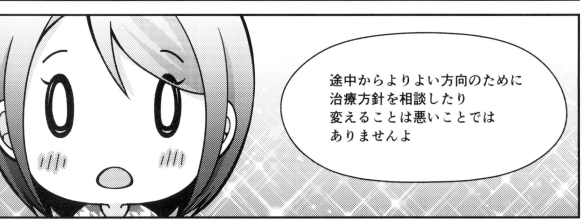

途中からよりよい方向のために
治療方針を相談したり
変えることは悪いことでは
ありませんよ

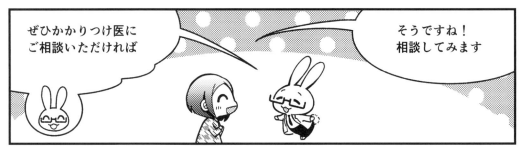

ぜひかかりつけ医に
ご相談いただければ

そうですね！
相談してみます

教えて・ほむほむ先生
（質問回答コーナー）

 アトピー性皮膚炎のご質問

16. 皮膚のバリア機能のお話

17. 日焼け止めと湿疹のお話

18. ステロイド薬とスキンケアのお話

19. アレルギーとかゆみ対策のお話

20. アトピー性皮膚炎と汗のお話

21. アトピー性皮膚炎と食物アレルギーのお話

16. 皮膚のバリア機能のお話

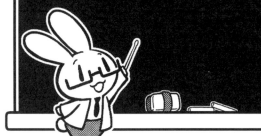

教えて・ほむほむ先生

私は皮膚が弱く、以前皮膚科で「**皮膚が薄いね。赤ちゃんの頃にそういわれたんじゃ
ない？**」といわれました。皮膚は人によって分厚さ（という言葉が正しいのかわかりま
せんが）が違うのでしょうか。

マシュマロ（https://marshmallow-qa.com/messages/50e25494-c615-494a-844a-ba0f270c5ca6?utm_
medium＝mail & utm_source＝message）より

答える・ほむほむ先生

皮膚の見た目と実際の皮膚の厚さに直接の関連があるかどうかを証明するのは難しい
のですが、**皮膚のバリア機能には個人差がある**という研究結果があります。そして、
皮膚のバリア機能が低いと**皮膚から蒸発してくる水分量が増え、アトピー性皮膚炎を
発症**しやすくなります。ただし、皮膚のバリア機能が低くても、保湿剤をしっかり塗

るとカバーできますので、もし心配ならばスキンケアを続けることをお勧めします。

 ## そもそも 皮膚はなぜあるのでしょう…?

昔々、生物は海の中に住んでいました。そして、進化するにしたがって海から地上に出てきて、水で満たされていない世界で生きることを選びました。そのため、**乾燥や細菌からからだを守るために強い皮膚が必要になった**のです。人間の皮膚は、からだの表側から奥側に向けて表皮（ひょうひ）と真皮（しんぴ）からできています。そして表皮の一番外側にあるのが角層です。

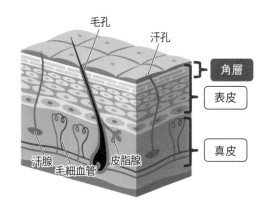

皮膚の断面図

角層は、簡単にいうと爪と同じような構造をしています。なぜ爪が固いかというと、とても分厚いからです。ダンボールと半紙の違いといえばいいでしょうか。

さて、まだ地上に出る前の生物には角層がありませんでした。ちなみに魚の硬いうろこは、**真皮**の構造物が変化したもので、表皮ではありません。ですので、代わりに**粘液**で表面を覆ってからだを守っています。だから、地上に出てくれば干上がってしまうのです。

では、最初に地上に出てきた生物、両生類はどうでしょう。両生類は**角層**をもっています。ただし、その角層は、人間ほど何重にもなってはいなくて1〜2層しかなく薄いものです。やっぱり粘液の補助が必要になります。だからカエルとかイモリとかはぬるぬるしているのです。そんな進化の過程で、人間は何重ものしっかりした構造になっている角層をもつよう

になりました。

▶久保 亮治. アレルギー 2011；60：1238. ☞ ISSN：0021-4884

え〜と　皮膚の厚さに個人差はあるの…？

さて、前置きが長くなりました。となると、**皮膚のバリアとしてもっとも大きな役目をしているのが角層**ということになりますね。ただ進化した人間の角層でも、すごい厚みをもっているわけではありません。せいぜい

食品ラップ1〜2枚程度（20 μm＝0.02 mm）の厚さ

でからだを守っています。

皮膚の厚さが直接、「皮膚が強い・弱い」を説明できるわけではないのですが、超音波検査で皮膚の厚みを検討した研究では、年齢や性別で、皮膚の厚さは異なることが報告されています。

▶ Tan CY, et al. Br J Dermatol 1982；106：657-67. ☞ PMID：7082570

そして、皮膚の厚みは個人ごとにある程度の差があるようです。

▶ Alexander H, et al. J Invest Dermatol 1979；72：17-9. ☞ PMID：762445

しかしこれらは、かなり古い報告であり、その後の検討では、実際に皮膚の厚みを評価することは簡単ではなく、今のところ皮膚のバリア機能を反映しているかどうかの判定もなかなか難しいようです。

▶ Pirot F, et al. Pharm Res 1998；15：492-4. ☞ PMID：9563083

皮膚 から 蒸発 する 水分量 でバリアを予想する

そこで現在は、皮膚のバリア機能を判定する方法として、「**皮膚から蒸発してくる水分量**」を使うようになりました。皮膚は、水分が外に逃げないように生物が地上に出てくるために進化してきた構造物でしたよね。皮膚を乾燥から守ったり、外界からの刺激から細胞を守るものでしたから、

「自分のからだから水分が出てくる量が多い」
ということは「バリア機能が低い」

ということですよね。そして、「皮膚から蒸発してくる水分量」のことを「**経皮水分蒸散量 (transepidermal water loss＝TEWL)**」といいます。

▶堀向健太. 日本小児アレルギー学会誌 2017；31：354-5.　☞ ISSN：0914-2649

そして TEWL は、個人差が結構あります。赤ちゃんはみんな、皮膚がつるつるぷるぷるにみえるかもしれませんが、角層は大人より薄いため、TEWL は高くなります。

▶ Kottner J, et al. Arch Dermatol Res 2013；305：315-23.　☞ PMID：23341028

そして、赤ちゃんの時期に TEWL が高いほど、その後アトピー性皮膚炎を発症するリスクが高くなることがわかっています。

▶ Kelleher M, et al. J Allergy Clin Immunol 2015；135：930-5.　☞ PMID：25618747

だから、皮膚の厚さはともかく、皮膚のバリア機能には個人差があるということがいえるでしょう。ということで、質問者さんの、「皮膚の厚い、薄いがあるかどうか」に関しては、「ある」といえます。しかし、**皮膚の厚さが「見た目でわかるかどうか」はまた別の問題**です（ほむほむ）。

見た目 で皮膚のバリアを予想するのは難しいかも

ほむほむ先生は、TEWL をたくさんの赤ちゃんで検査をして、その後のアトピー性皮膚炎の発症リスクを予想できるかを研究したことがあります。

▶ Horimukai K, et al. Allergol Int 2016；65：103-8. ☞ PMID：26666481

そのときにうまれたときの

おでこの TEWL が、その後のアトピー性皮膚炎の発症を予測する

という結果を得ました。その研究における TEWL の測定の多くを、自分自身で行ったのですが、その際に感じたのは、皮膚の見た目から TEWL を予想するのは難しいということです。おそらく、見た目で「皮膚が薄い」というのは、皮膚の色素であるとか、脂肪の厚さにも影響されるのではないかと思っています。ですので、見た目で「皮膚が薄いね」というのは難しい気がします。

ちなみに、TEWL が高くても、**保湿剤をたっぷり塗れば TEWL は下がります**ので、十分カバーできます。ご安心くださいね。

▶ Lindh JD, et al. Am J Clin Dermatol 2015；16：341-59. ☞ PMID：26267423

実際、前に述べたほむほむ先生らが行った研究では、赤ちゃんのときに TEWL が高くても（＝「皮膚のバリア機能が低い」ことが予想される）、保湿剤をしっかり塗るとアトピー性皮膚炎の発症リスクは TEWL が低い（＝「皮膚のバリア機能がよい」ことが予想される）赤ちゃんと、アトピー性皮膚炎の発症率が変わらなくなるという結果になりました（ほむん！）。

ですので、もし「皮膚が弱い」としても、普段の保湿剤によるカバーを丁寧にするとよいと思います。

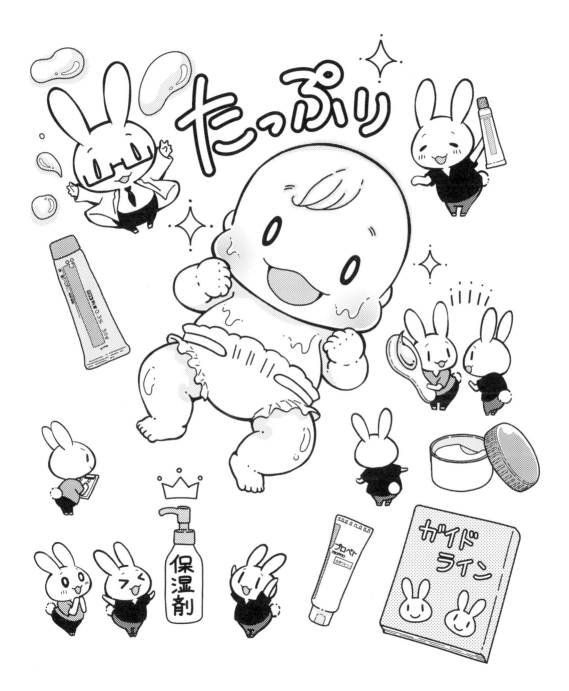

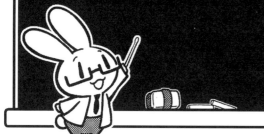

17. 日焼け止めと湿疹のお話

 教えて・ほむほむ先生

子どもに発疹が出ているときは日焼け止めを塗るのを何となく控えているのですが、一方で紫外線の影響も気になります。発疹が出ているとき、外出時にはどういった装備で挑むのがよいでしょうか。

マシュマロ（https://marshmallow-qa.com/messages/4be7c719-251f-4864-abfa-1c85f5f1958d?utm_medium＝mail ＆ utm_source＝message）より

 答える・ほむほむ先生

湿疹が出てくると、皮膚の表面では**免疫細胞**がたくさん出てきて、何か異物がやってこないかを見張るようになってきます。そのときに、特に**紫外線吸収剤（化学薬品が中心）**を塗ると、それらが免疫細胞に誤認されてかぶれることが多くなるといえそうです。まずは湿疹をよくすることが優先ですが、例えば「ノンケミカル」と記載がある

ような主に**紫外線散乱剤**を使った日焼け止めや、**物理的なガード**（例えば、長袖・長ズボン・つばのある帽子）を使う方法もあるでしょう。

皮膚に傷があるという状態は、どんな状況でしょう？

皮膚のいちばん表面には、**角層**という強い組織があります。角層は、爪と同じような構造をしていてとても強い組織ですが、食品ラップ 1〜2 枚程度の厚さしかありません（16 章）。その厚さでからだの全体を覆って、中に異物が入らないように守っています。いってみれば、お城の堀のように周囲を覆って、大事な本丸を守っているわけです。

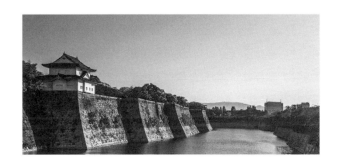

では、皮膚に**傷**ができるとどうなるでしょう。いってみれば、堀の一部が埋められて、外から敵軍がなだれこもうとしている感じです。傷の治し方は最近、**湿潤療法**[*1] という方法が使われることが多くなりました。ワセリンを塗ったり、ハイドロコロイドという材料（いわゆる、「キズパワーパッド®」です）で皮膚を覆って治す方法ですね。

▶ Yoshida K, et al. J Allergy Clin Immunol 2014；134：856-64.　☞ **PMID：25282566**

堀がないところから敵軍が入ってきて、陣地をつくられてしまっては大変ですからね。皮膚が破られるというのは、からだにとっては非常事態なのです。湿潤療法とは、埋められた堀

の外側に応急の壁をつくって、敵軍をまずは防いでおいて、そのあいだに堀をつくり直すという治療方法といえるでしょう。

ただ擦り傷は、感染がなければ赤くはなりません。
でも湿疹は見ためが赤くなっていますよね?

それは、その場所に免疫細胞をたくさん送り込まないと対応しきれなくなり、血管が太くなり免疫細胞を送り込むようになるためです。

これを「炎症」といいます。

炎症は、「炎」という言葉が入っているように、赤くメラメラと戦いが起こっているのですね。つまり、炎症を起こした皮膚では、免疫細胞が戦いを強めてきています。そして**見張り役が派遣され目を光らせています**。さらに炎症が収まっても、その免疫細胞はしばらくとどまっているのです。

その免疫細胞のことを「ランゲルハンス細胞」といいます。

実際、炎症のある皮膚の表面では、ランゲルハンス細胞は皮膚の表面まで触手を伸ばし、監視を始めることがわかっています。

▶ Yoshida K, et al. J Allergy Clin Immunol 2014；134：856-64. ☞ PMID：25282566

からだを守る皮膚の一番表面には、角層があり、そのすぐ下に「**タイトジャンクション**」という強い組織があります。

▶ Kabashima K, J Dermatol Sci 2013；70：3-11. ☞ PMID：23473856

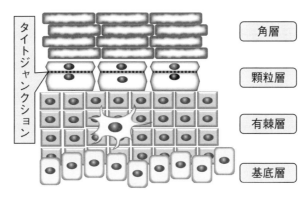

PMID：23473856 を参考に筆者作成

皮膚を守るバリア。角層とタイトジャンクション

すなわち皮膚は「角層」（外堀）と「タイトジャンクション」（内堀）とで二重の守りをしているのですが、炎症があるとランゲルハンス細胞の触手は、そのタイトジャンクションをやすやすと突き破り、皮膚の表面の監視を始めます。

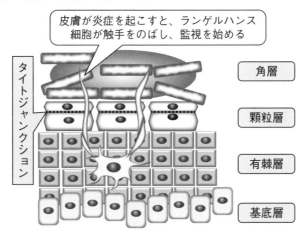

PMID：23473856 を参考に筆者作成

湿疹ができると、「なにか異物が来ないか」と監視が始まる

監視中 のランゲルハンス細胞と日焼け止め成分が出会ったら？

湿疹が起こっているところに、ランゲルハンス細胞にとって見慣れない**日焼け止め成分**が塗られると、どうでしょうか？　本来は、かぶれることの少ない成分だとしても、ランゲルハンス細胞が、その成分を**外敵と誤認する**可能性が上がります。つまり、

アレルギーを起こしやすい

といえるのです。こういう事例は枚挙に暇がありません。例えば、手湿疹がある人が魚を扱う仕事を続けていて、魚アレルギーになってしまったという 25 歳男性と 18 歳女性の報告があります。

▶ Sano A, et al. Case Rep Dermatol 2015；7：227-32.　☞ PMID：26464568

つまり、日焼け止めに対しても、皮膚がよくなってから塗ったほうがよいということになるでしょう。

 ## 日焼け止め の中でも、かぶれやすい成分は？

日焼け止めは「**紫外線散乱剤（主に金属）**」と「**紫外線吸収剤（主に化学薬品）**」の組み合わせでできていて、**特に紫外線吸収剤はさまざまな化学物質で構成されるため、かぶれやすい**と考えられています。実際に、日焼け止め製品に対する光パッチテスト（製品でパッチテストをして、さらに光をあてる検査）を受けた小児 157 人（3〜17 歳）に関して検討すると、**10人（6.4%）**が光パッチテスト陽性、**9 人（5.7%）**が接触皮膚炎を起こしました。その中でも原因として多いのは、紫外線吸収剤だったという結果になっています。

▶ Haylett AK, et al. Br J Dermatol 2014；171：370-5. ☞ PMID：24673302

つまり、日焼け止めで比較的かぶれにくいのは、

「ノンケミカル（化学薬品が少ないということ）」

ということになるといえるでしょう。ちなみに、ノンケミカルは、「子ども向け」と表示されている…ではないのです。「子ども向け」とされている日焼け止め製品 533 種類の成分リストを分析し、アレルギーになりやすい成分が含まれているかを確認した研究では、「子ども向け」と書いてある日焼け止め製品でも、その大部分は、1 種類以上のアレルギーになりやすい成分を含んでいたそうです。

▶ Bonchak JG, et al. Dermatitis 2018；29：81-4. ☞ PMID：29494392

それでも、できれば紫外線から皮膚をカバーしたくなりますよね。

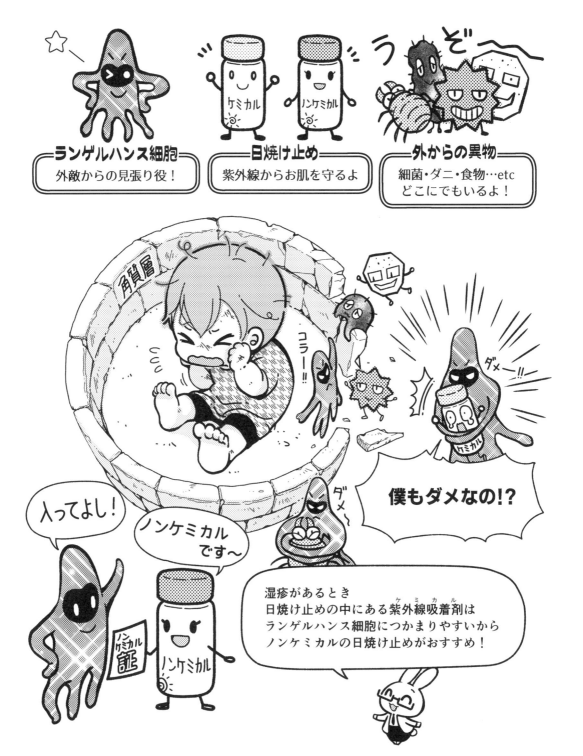

物理的なガード を考えてみましょう

日本小児皮膚科学会のホームページには、「日陰を選んで遊ばせましょう」「つばの広い帽子をかぶせましょう」「衣類は、肌の露出が少ないもの、目の詰まった布でできているもの、紫外線を反射しやすい白か淡い色のものを着せましょう」といった記載があります。

▶お役立ち Q & A こどもの紫外線対策について　☞ http://jspd.umin.jp/qa/03_uv.html

紫外線の防御は、完全にブロックできなくてもいいのです。例えば、鹿児島に住む女性300人と秋田に住む女性302人に関し、皮膚の状態を比較したところ、鹿児島の平均40歳の女性は、秋田の平均48歳女性の顔のしわが同程度だったという結果があります。秋田のほうが皮膚の老化が少ないということですね（ほむほむ）。

▶ Hillebrand GG, et al. J Dermatol Sci 2001；27：Supple 1：S42-52.　☞ PMID：11514124

この研究では、鹿児島では、秋田よりも年間で約1.5倍多くの紫外線を受けるためと推測されています（いやいや、北のほうがロシアからの血を色濃く受けているから…なんていう方もいらっしゃいますが）。1.5倍…そんなくらいでもいいのかもしれませんね。

でもやっぱり 何か塗りたくなりますよね

一方で、物理的な防御だけではなく、日焼け止めはやっぱり併用したほうがいいのではという報告もあります。平均41歳の成人81人をビーチパラソルのみの群、SPF 100（すごく強い日焼け止めと考えて、OK）の日焼け止めのみの群に分けて3時間半、日光を浴びてもらって、22〜24時間後の日焼けの発生はビーチパラソル群で142箇所、日焼け止め群では17箇所に起こって、差があったそうです。

▶ Ou-Yang H, et al. JAMA Dermatol 2017；153：304-8.　☞ PMID：28114650

　　　　こんな話を聞くとやっぱり、皮膚に何か塗りたくなりますね…
　　　　　　でも、湿疹があって塗りにくい…
　　　　では、ワセリンをたっぷり塗るというのはどうでしょう？

健康な成人 35 人に対し、①ワセリンを薄く塗る、②ワセリンを厚く塗る、③ワセリン＋サ
リチル酸（角質を柔らかくするような成分）を薄く塗る、④ワセリン＋サリチル酸を厚く塗
るという 4 つのグループに分けて、皮膚が赤くなる紫外線量を測定した研究があります。
すると、④ワセリン＋サリチル酸の厚い塗布、③ワセリン＋サリチル酸の薄い塗布、②ワセ
リンの厚い塗布、①ワセリンの薄い塗布の順で赤くなりにくくなったそうです。

▶ Fetil E, et al. Eur J Dermatol 2002；12：154-6.　☞ PMID：11872412

つまりは、**ワセリンをたっぷり塗ると、多少紫外線を抑える**といえます。しかし、ワセリン
ではなく、グリセリン（保湿成分の一種）やオリーブオイルでは、紫外線を抑える効果はな
かったそうです。

▶ Fetil E, et al. Photodermatol Photoimmunol Photomed 2006；22：137-40.　☞ PMID：16719867

なかなかワセリンもいい感じ…でしょう？　効果はもちろん日焼け止めにはぜんぜん及びま
せんので、まずは湿疹をよくしていくことを考えたほうがよいですよ。

---

*1 湿潤療法：以前は傷は消毒してガーゼをあてるという治療が主流だったが、現在は消毒をせずに傷口を清潔にして
　　覆い潤いを保って治す（＝モイストヒーリング）というキズケアが一般的。

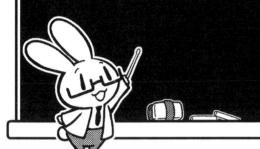

18. ステロイド薬とスキンケアのお話

小児アレルギー教室 (5段階評価)
頻出度 🐰🐰🐰🐰🐰
難易度 🐰🐰🐰
解決度 🐰🐰

 教えて・ほむほむ先生

生後2カ月の頃から小児科で**ステロイドの塗り薬**を処方されており、使っているあいだはとても肌の調子がよいのですが、ステロイドを使わなくなると、すぐに湿疹が出てきてしまいます。現在、生後11カ月ですが、塗り薬を手放すことができていません。「**ステロイド塗り薬がなくなる → 湿疹ができる → 小児科に行く → ステロイドを処方される**」のくり返しです。いい加減塗り薬なしでも生活したいと思っているのですが、小児科の先生のいうとおりに塗り薬を使用しても、なかなかこのループから抜け出せません。何かアドバイスをいただきたいです。

マシュマロ (https://marshmallow-qa.com/messages/3e4af951-4350-4b94-88f6-c69420f11939?utm_medium＝mail & utm_source＝message) より

 答える・ほむほむ先生

ステロイド外用薬を使用してアトピー性皮膚炎の湿疹がよくなっているようにみえても、**皮膚の下には炎症がくすぶっている**ことがあります。その場合には「**プロアクティブ療法**」といって、悪化する前に計画的にステロイド外用薬を塗るという方法があります。ただし、プロアクティブ療法は、その治療に慣れた医師により、**スキンケアを併用して定期的に（安定していても）受診を継続する必要がある**繊細な治療です。自己判断で開始をされないことをお勧めします。

まずは アトピー性皮膚炎のメカニズムから

ステロイド外用薬を減らすと湿疹がぶり返してしまうのですね。じつは、このテーマの質問はとても多いものです。そして、その対策を考えていくことはアトピー性皮膚炎の考え方そのものに踏み込む必要があります。そこで今回はまず、アトピー性皮膚炎が起こってくるメカニズムを簡単にお話しながら、「なぜステロイド外用薬に効果があるのか」から考えてみましょう。

16章と17章でお話ししましたように、皮膚には真皮と表皮があり、表皮のいちばん表側には「**皮膚の最前線のバリア**」としての「**角層**」があります。角層は、お城でいえば周囲を守るお堀にあたるものと考えるとよいとお話ししました。角層が壊れてしまうということは、お堀を破られて本丸にまで敵がなだれ込んでくるというような、からだにとっては非常事態が起こってくるということです。ですので、外敵と戦うために、からだのさまざまな兵士（**免疫細胞**）を送り込まなければならなくなるのです。

つまり、免疫細胞が戦いに赴きやすくするために、皮膚の下の血管を膨らませて流れをよくし、本来は通りにくい血管の壁の扉を開け、血管から周囲へ免疫細胞が出ていきやすいようにします。そして免疫細胞と外敵の戦いが、至るところで起こってくることになります。そ

して免疫細胞は、緻密なネットワークを駆使して情報伝達物質を飛ばし、他の細胞を呼び寄せます。

これが「炎症」です。

血管を膨らませて血液の流れが多くなるわけですから、見た目は赤くなりますし（**紅斑**）、戦いにより至るところで炎が燃え（**熱感**）、動員した免疫細胞と液で腫れ（**腫脹**）たりします。そして、こういった「炎症」により、

外敵を押し出そうという反応が「免疫反応」です。

そして本来はからだを守り役立つ働きの免疫反応ですが、**「免疫反応が行き過ぎてしまう」**のが**「アレルギー反応」**でもあります（1章）。免疫細胞からの情報伝達物質は加速度的に増え、戦火はとめどなく拡大していく場合があります。本来ならば起こらなくてもいいはずの戦火が広がっていくのです。

炎症 の火消し役「ステロイド外用薬」と残り火

ステロイド外用薬は、この行き過ぎた免疫反応、アレルギー反応の戦火を収めるために使います。炎症がひどく起こっているところを見分けることは難しくありませんね。**赤くなっている（紅斑がある）ところにステロイド外用薬を塗り始める**。つまり、炎症が起きている場所の近くのお堀の外側から塗ることになります。ステロイドは、太くなった血管を縮め、情報伝達物質の量を減らします。まさに「炎」を消し止めるように「炎」症を治めていくのです。

さて、戦火が収まってくると、どういったことが起こってくるでしょう。からだは、破られた外堀の修復を始めます。しかし、一朝一夕にできるものではありません。表皮を再度つくりあげるのに、**大人で 40 日以上**もかかります。

▶ Iizuka H. J Dermatol Sci 1994；8：215-7. ☞ PMID：7865480

ここで、ちょっと問題が起こります。**「お堀がある程度修復されたとき」に、ステロイド外用薬の効きが変わってくる**ことです。少し難しい話をしましょう。角層における「**500ダルトンルール**」というものがあります。角層は、分子量（さまざまな物質の「大きさ」を表すものと考えるとよいでしょう）が大きいものは通さないようになっているのですが、その通すギリギリが「分子量500ダルトン」なのです。

▶ Bos JD, et al. Exp Dermatol 2000；9：165-9. ☞ PMID：10839713

そして、ステロイド外用薬に使用されるステロイドの分子量は、およそ500ダルトンです。ですので、角層の修復が進むほど（すなわちお堀がある程度修復されると）、炎症がくすぶっている奥のほうへはステロイド外用薬が届きにくくなってきます。特に免疫細胞と外敵との戦いが大きければ大きいほど、つまり**アトピー性皮膚炎が重症であるほど**、「**くすぶった戦火（炎症）」は残ってしまうことが多い**のです。

 ## まだ 矛を収めてはいけない場合も…

まだ戦火がくすぶっているのに「ステロイド外用薬を中止する」と、どうなるのでしょう？また徐々に火の手が上がってきて、戦い（＝炎症）が起こってくる可能性が高くなってくるのです。なんだかどこかのゲリラ戦のようですね。

質問者さんの内容を確認してみましょう。「**ステロイド塗り薬がなくなる ➡ 湿疹ができる ➡ 小児科に行く ➡ ステロイドを処方される**」のくり返しとあります。これは、ステロイド外用薬を塗って、よくなったらいったん止め、悪化したら再度塗り始めるという方法です。この方法を、「**リアクティブ (re-active) 療法**」といいます。

re（＝反応して）active（＝動く）治療法

ということです。もちろん、リアクティブ療法がいけないわけではありませんよ。アトピー性皮膚炎の多くは軽症ですので、この治療法でもうまくいくことも多いのです。しかし、質問者さんの場合はおそらく、皮膚の下の炎症が収まっていないうちに矛を収めてしまっていて、再度炎症が燃え広がっているのではないかと思います。では、「ステロイド外用薬をずっと毎日使えばいいのではないですか？」という質問があるかもしれません。じつはそういうわけにもいかないのです。

悪化する前に 動く、行動する「プロアクティブ療法」

ここで、角層の構造とステロイド外用薬の効果を再度考えてみましょう。角質はブロック塀のような構造をしています。すなわち、イメージとしては、ブロック塀のブロックのあいだに目地があるような構造をしています。

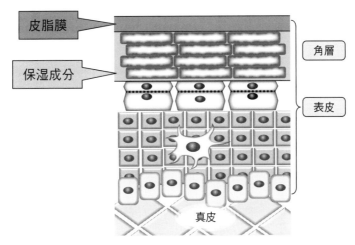

皮脂膜と保湿成分

そして、ステロイド外用薬はそのブロックを支えている線維芽細胞（せんいがさいぼう）という柱のような構造を「少し」弱めます。ただし、線維芽細胞は再生能力が強く、塗らない日があると回復してきます。では、毎日毎日、

　　　　　　同じ場所にステロイド外用薬を塗り続けると、どうなるでしょう？

あるとき柱が崩れ、天井と床がくっつきます。ステロイド外用薬によるもっとも多い副作用が、**皮膚が薄くなること（菲薄化）**ですが、これがそのメカニズムです。

さらに大きな問題は、ステロイド外用薬は、血管を縮ませる効果がある（いきすぎた免疫細胞が通りにくくする）という効果があるのですが、何度も何度も

　　　　　　使い続けると、その血管を縮ませる効果が弱まり、
　　　　　　逆に拡張して戻らなくなってしまう

ことがあるのです（**毛細血管拡張**）。これらを防ぐためにはどうすればいいでしょうか？

戦火が大きく拡大しているとは、炎症が強くなっているということです。そのときに、ときどきステロイド外用薬を使うでは、戦火が収まることはなかなかありません。毎日塗る必要があります。しかし、その後は、ゆっくりステロイド外用薬の頻度を減らし、悪化する前に定期的に（間欠的に）使い続ける必要があるのです。こういう方法を「**プロアクティブ（pro-active）療法**」といいます。

pro（＝前もって）active（＝動く）治療法、

すなわち、「悪化する前に動く、行動する」という意味が込められています。こういう「皮膚の下の炎症」を意識した治療が発展してきているのですね。

▶ Tang TS, et al. J Allergy Clin Immunol 2014；133：1615-25. ☞ PMID：24655575

しかし**プロアクティブ療法は、**線維芽細胞の回復時間を稼ぎながら、皮下の炎症を徐々に収めていくという**繊細なコントロールが必要**な治療法です。副作用に配慮しながら、この治療法に慣れた医師に、丁寧な指示を仰ぐ必要性があるのです。

 ## もう一点 質問の中に心配な点があります

（↑）それは、スキンケアの記載が見当たらないということです。

アトピー性皮膚炎の治療は、ステロイド外用薬も重要ですが、保湿剤によるスキンケアもとても重要です。破られた**角層が回復するのを手助けするためには、保湿剤による角層の補強がとても重要**なのです。例えば、中等症以上のアトピー性皮膚炎がある1歳未満の乳児173人に対し、ステロイド外用薬で皮膚を改善させたあと、保湿剤を使用するグループと使用しないグループに分けて6週間観察するという研究があります。すると、保湿剤を使用しているグループのほうがステロイド外用薬の使用量が4割以上減ったという結果が得られています。

▶ Grimalt R, et al. Dermatology 2007；214：61-7. ☞ PMID：17191050

プロアクティブ療法は、ステロイド外用薬を定期的に長期間使う治療法です。ステロイド外用薬を減らしていくためにはどうしても適切なスキンケアを併せて行う必要性があるのです。そこで、ほむほむ先生は、プロアクティブ療法を行うまえに、条件を挙げています。

❶毎日1日2回以上の適切なスキンケアができるかどうか。
❷皮膚の状態を確認するために、（安定していても）定期的な受診ができるかどうか。

その2点です。繊細な治療を継続するためには重要だと考えています。くれぐれも、自己流では実施しないでくださいね。たぶん車の免許ももっていないのに高速道路で運転するようなものですから。

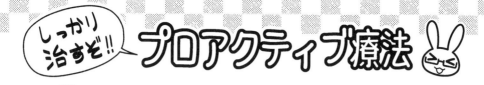

しっかり治すぞ!! プロアクティブ療法

くり返すアトピーに有効な
プロアクティブ療法！
大切なのはこちらです

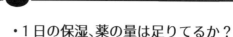

・1日の保湿、薬の量は足りてるか？

・1日2回上の保湿はできてるか？

・治ったようにみえても
　定期的に受診できているか？

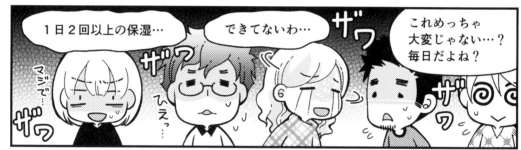

1日2回以上の保湿…

できてないわ…

ザワ

これめっちゃ
大変じゃない…？
毎日だよね？

マジで…

ひえっ…

ザワ

ザワ

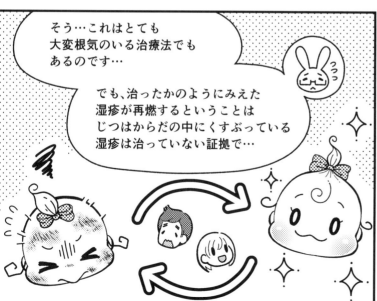

そう…これはとても
大変根気のいる治療法でも
あるのです…

でも、治ったかのようにみえた
湿疹が再燃するということは
じつはからだの中にくすぶっている
湿疹は治っていない証拠で…

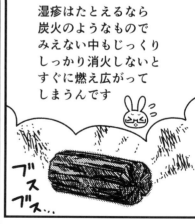

湿疹はたとえるなら
炭火のようなもので
みえない中もじっくり
しっかり消火しないと
すぐに燃え広がって
しまうんです

ブスブス…

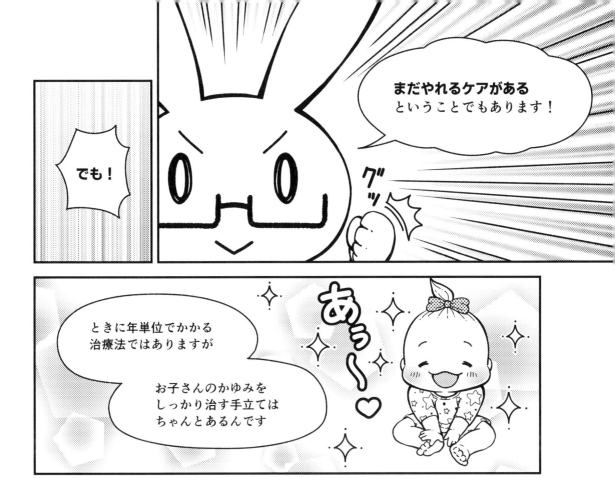

でも！

まだやれるケアがある
ということでもあります！

グッ

ときに年単位でかかる
治療法ではありますが

お子さんのかゆみを
しっかり治す手立ては
ちゃんとあるんです

あぅ～♡

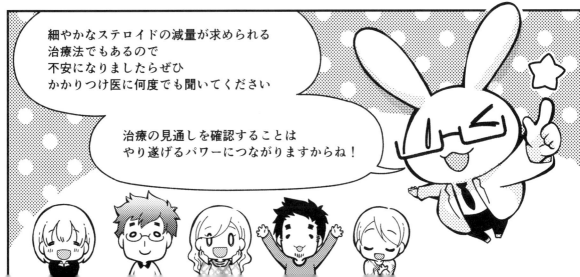

細やかなステロイドの減量が求められる
治療法でもあるので
不安になりましたらぜひ
かかりつけ医に何度でも聞いてください

治療の見通しを確認することは
やり遂げるパワーにつながりますからね！

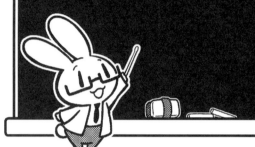

19. アレルギーとかゆみ対策のお話

小児アレルギー教室（5段階評価）
頻出度 🐰🐰🐰🐰
難易度 🐰🐰🐰🐰
解決度 🐰🐰🐰

 教えて・ほむほむ先生

アレルギーというか、アトピー寄りかもしれませんが、子どもは**皮膚症状が出ると際限なく掻いてしまいます**。私自身もアレルギー体質で**かゆみ**が耐え難いのはすごくわかるのですが、「ああ！　掻かないで！」と心の中ですごく焦ってしまいます。対策として、子どもの爪は短く切ったり、軟膏を塗ったりしてはいますが、それでもものすごく掻いていると、つい**焦り**や**イライラ**が出てしまいます。「せめて服の上から掻いて」「爪立てないで掻いて」というのですが、何か対策というか、声かけ方法などのアドバイスがあるとうれしいです。

マシュマロ（https://marshmallow-qa.com/messages/05a79b71-b9fe-4ed1-af57-8751eaf7758a?utm_medium＝mail＆utm_source＝message）より

 答える・ほむほむ先生

王道の方法としては「**しっかり治療して改善する**」です。多くのケースで治療によりかゆみが大きく減ります。そのほか、一時的な方法としては「**冷やす**」のもよい方法でしょう。しかし、「**掻き癖**」になっている場合の治療は簡単ではありません。「**行動科学**」的な視点から治療を行うと有効なケースもありますので、医師に相談してみましょう。

 ## かゆみ って、何かの役に立ってるの？

「かゆみなんてなければいいのに…」って思いますよね。本来かゆみには、役目があるそうです。例えば、虫などが皮膚にくっついてきたときには払いのけないといけませんよね。虫が毒虫だったら大変ですから。ですので、**昔の人間にとっては、かゆみは大事な感覚だった**といえます。

 ## アトピー性皮膚炎 の「かゆみ」には、困った特徴が…

とはいえ、アトピー性皮膚炎のかゆさは、耐え難いものです。そしてアトピー性皮膚炎のかゆみは重症度が高くなるほど、本人の、そして家族の「生活の質」も大きく下がってしまいます。

▶ Weisshaar E, et al. Acta Derm Venereol 2008；88：234-9. ☞ **PMID：18480921**

特に年齢が低いお子さんは「掻くこと」を我慢することが難しいので、「掻き壊し」まで進行することも珍しくありません。というのも、アトピー性皮膚炎は、刺激が軽くてもかゆくなってしまう現象（**アロネーシス**）、そして強い刺激ではさらにかゆくなるという現象（**ハイパーネーシス**）という現象があるので、歯止めが効きにくくなるのです。

▶ Andersen HH, et al. Pain 2018；159：1185-97. ☞ **PMID：29659469**

一方で、掻くと、ある神経線維を通して一時的にかゆみが改善します。ですので、その直前の行動が強化され、「掻き癖」にむすびつき、結局は「掻く」ことで皮膚は傷み、かゆみはさらに増していきます。

▶ Norén P, et al. Br J Dermatol 2018；178：665-73. ☞ PMID：28940213

では、その「かゆみ」をよくする方法は、どんなものがあるでしょうか？

 ## かゆみ を軽くする方法、まず王道

最初にお話するのは、とても当たり前過ぎてがっかりする方法かもしれません。それは、

アトピー性皮膚炎をよくすること

です。これは王道の方法です。アトピー性皮膚炎に対する主力であるステロイド外用薬[*1]は、どれくらいアトピー性皮膚炎を改善させるのでしょう？　アトピー性皮膚炎の治療方法の効果をみる研究の多くは、まずステロイド外用薬をしっかり使用して全体的に皮膚を改善させます。そしてその先の治療方法の効果をみるのですね。そのような方法を使った研究をみてみましょう。1〜17歳のアトピー性皮膚炎患児123人のうち、ステロイド外用薬による治療を4週間しっかり行って改善した子どもは107人でした。ほとんどの方がよくなったといえます。当然、**かゆみも同時に改善しています。**

▶ Liu L, et al. J Dermatolog Treat 2018；29：501-9. ☞ PMID：29164960

さらに、ステロイド外用薬と基剤[*2]（ワセリンと考えてよいです）を比較した5つの研究をまとめた結果があります。すると、**ステロイド外用薬は、基剤に比べかゆみのリスクを3割以上減らした**と報告しています。

▶ Sher LG, et al. Acta Derm Venereol 2012；92：455-61. ☞ PMID：22773026

ただ、**ステロイド外用薬は、毎日同じ場所に塗り続けると、皮膚が薄くなるなどの副作用が心配されます**（4章と18章）。そこで2歳以降の子どもには、「タクロリムス軟膏」が使用されることがあります。タクロリムス軟膏は、長期間同じ場所に塗っても、ステロイド外用薬のような「皮膚が薄くなる」という副作用は起こりにくい外用薬です（4章）。

九州大学で行われた、かゆみが100段階で30〜80あるという、かなりかゆみが強い10歳以上のアトピー性皮膚炎のある68人のお子さんに対し、タクロリムス軟膏の効果をみた研究があります。すると、ステロイド外用薬をしっかり使用して改善したあと、**タクロリムス軟膏を継続して塗ると、保湿剤だけを塗った人よりもかゆみが再度悪化するのを大きく防いだ**と報告されています。

▶ Takeuchi S, et al. Ann Dermatol 2012；24：144-50. ☞ PMID：22577263

適切に皮膚の炎症を抑えていけば、かゆみは思ったよりも短期間に、そして大幅に少なくなり、再度の悪化を防げることがわかりますね。

 ## 掻かないで！ と声をかけるのは、効果的？

とはいえ、ステロイド外用薬やタクロリムス軟膏で改善する前に掻いてしまう場合、その場で対応する方法も知っておきたいですね。「掻かないで！」と声をかけても、残念ながらなかなかうまくはいかないものです。だって、かゆいのですから。

そこで提案です。例えば、乳児であれば、**掻いている手にワセリンをたっぷり塗る**という方法はどうでしょう。爪が引っかかりにくくなって、ついでにかゆいところにワセリンを塗っ

てくれます。ちなみに、ワセリンの中でも「プロペト」というワセリンは、もともとは眼科用のワセリンで、眼球に塗る軟膏の基剤に使われるくらい刺激が少ないので、乳児でも使いやすいでしょう。

ほかには簡単な方法に「**冷やす**」という方法があります。温まると悪化するかゆみは、「冷やしたり」「メントールによる冷感」で和らげることができるという研究結果があります。

▶ Kardon AP, et al. Neuron 2014；82：573-86.　☞ **PMID：24726382**

ですので、「冷やす」は日常的に試みてよい方法でしょう。ほむほむ先生は、かゆみがある場所が限定されている場合は、ステロイド外用薬やタクロリムス軟膏をその場所に塗って、上から冷やすようにとお話することが多いです。

それと、**抗ヒスタミン薬の内服**もよく使用される方法です。16 歳以上のアトピー性皮膚炎患者を、抗ヒスタミン薬であるフェキソフェナジン（商品名：アレグラ®）と偽薬群にわけて、1 週間後のかゆみを比較したところフェキソフェナジンを内服しているほうがかゆみの程度が減ったと報告されています。

▶ Kawashima M, et al. Br J Dermatol 2003；148：1212-21.　☞ **PMID：12828751**

ただし、アトピー性皮膚炎でかゆみを起こす物質はヒスタミン以外にもたくさんあります。ですから、普段の診療の中では、抗ヒスタミン薬は思ったほどの効果を得られないこともよく感じます。

掻き癖 ってありますか？

今回の質問は、「どんな声かけをしたらいいか」でしたね。最初に、アトピー性皮膚炎は「掻

き癖」につながりやすいというお話をしました。そこで別の角度から掻き癖は、どうして起こるのか、**「行動科学」という心理学**から考えてみます。この理屈がわかってくると、「声掛け」のとっかかりがみえてくるかもしれません。

ハトは、緑色や赤色を見わけることができ、色盲ではありません。では、色盲でないことをどうやって知ることができたのでしょう？　ハトは赤とか緑がみえると教えてはくれませんものね。この疑問は、**スキナーという心理学者**が証明しました。

スキナーは、ハトがくちばしで緑のボタンを押すとエサがでてきて、赤のボタンを押すと電流が流れるという箱をつくりました。すると、最初ハトはどちらのボタンもつついていたのですが、徐々に緑のボタンばかり押し、赤のボタンを押さなくなったのです。

▶杉山 尚子著．行動分析学入門 ―ヒトの行動の思いがけない理由　☞ ISBN：9784087203073

スキナーは、この行動の変化（「**行動変容**」といいます）を行動科学という理論から説明しました。つまり、**ある行動があった直後に、ハトにとって益になることがあると、その直前の行動が強化され、逆に辛いことがあると、行動が弱くなる**ということです。

それがくり返されると、「習慣」になります。

掻くと、一時的にかゆみが治まることを冒頭にお話しました。そしてさらに、かゆいときに「掻いちゃダメ」という周囲の「注目を集める」と、その子どもにとって益になる場合があります。そして、その直前の行動が強くなって、すなわち「さらに掻いてしまう」のです。このことがくり返されると「掻き癖」という習慣になっていくのです。

逆の手法で、掻き癖を改善させるという研究がスウェーデンで行われています。その研究では、アトピー性皮膚炎のお子さん 39 人に対し、「掻く代わりに、30 秒間拳を握り続け、そ

の後かゆみが止まるまで、爪でかゆみをつねったり爪で押さえたりする」という方法で、子どもに関わりました。そして、掻く代わりに「つねる」、もしくは「爪で押さえる」ことができれば、そのたびに保護者さんから、すかさず褒めてもらったのです。

▶ Norén P, et al. Br J Dermatol 2018；178：665-73. ☞ PMID：28940213

掻く代わりの行動を具体的に示して、その行動をすかさず強化したわけです。8 週間の治療効果は、行動科学的な方法を併用したほうがずっとよくなったと報告されています。もちろん、この行動科学的なアプローチはなかなか難しく、本来は患者さんごとに違う方法を用いるべきなのですが、1 つのヒントになるでしょう。

---

*1 ステロイド外用薬：ステロイド系抗炎症薬の軟膏剤、皮膚外用治療で一般的に使われる医薬品（強さに5段階ある）。
長期に同じところに毎日使うと、角層が薄くなることも。

*2 基剤：外用薬は主剤（ステロイド薬など）と基剤（ワセリンなど）がある。基剤は主剤を保持し、これらを効率よく経皮吸収させる効果がある。

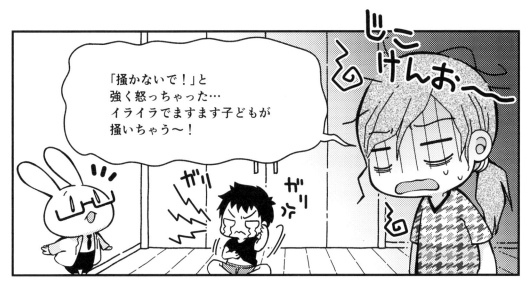

「掻かないで！」と
強く怒っちゃった…
イライラでますます子どもが
掻いちゃう〜！

じこけんお〜

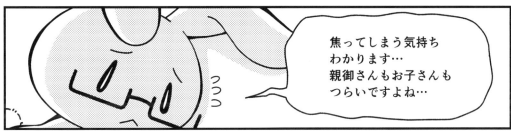

焦ってしまう気持ち
わかります…
親御さんもお子さんも
つらいですよね…

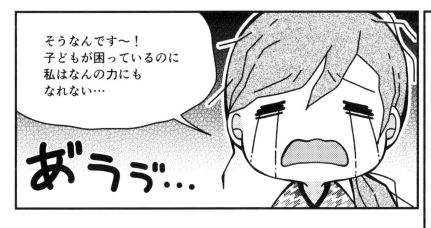

そうなんです〜！
子どもが困っているのに
私はなんの力にも
なれない…

ぎゃうう…

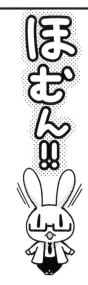

ほむん!!

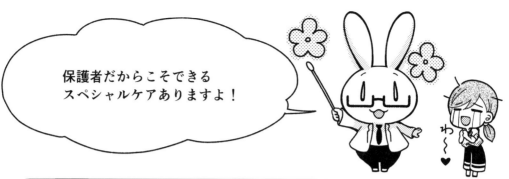

保護者だからこそできる
スペシャルケアありますよ！

① 「かゆい」という気持ちそのものを肯定してあげる

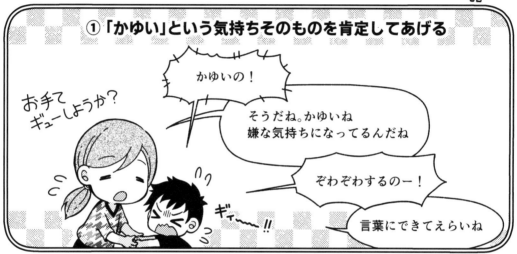

お手て
ギューしようか？

かゆいの！

そうだね。かゆいね
嫌な気持ちになってるんだね

ぞわぞわするのー！

言葉にできてえらいね

ギィーー!!

② 保湿　薬を塗る　冷やす…をする

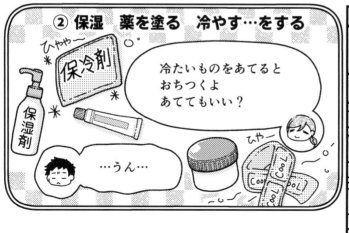

ひゃやー

保冷剤

保湿剤

冷たいものをあてると
おちつくよ
あててもいい？

…うん…

ひゃー

そして次が大切な
ポイントです！

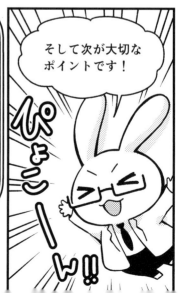

ぴょーーん!!

③ 具体的に対処できた行動を一歩でも起こしたら そこをすかさず褒める

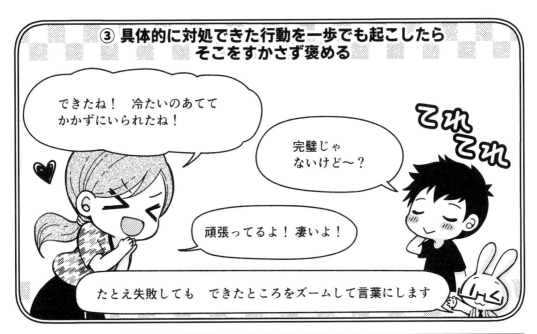

できたね！ 冷たいのあてて かかずにいられたね！

完璧じゃ ないけど〜？

てれてれ

頑張ってるよ！ 凄いよ！

たとえ失敗しても できたところをズームして言葉にします

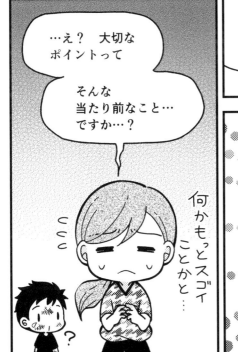

…え？ 大切な ポイントって

そんな 当たり前なこと… ですか…？

何かもっとスゴイことかと…

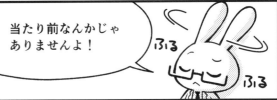

当たり前なんかじゃ ありませんよ！

ふる

ふる

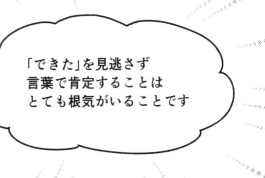

「できた」を見逃さず 言葉で肯定することは とても根気がいることです

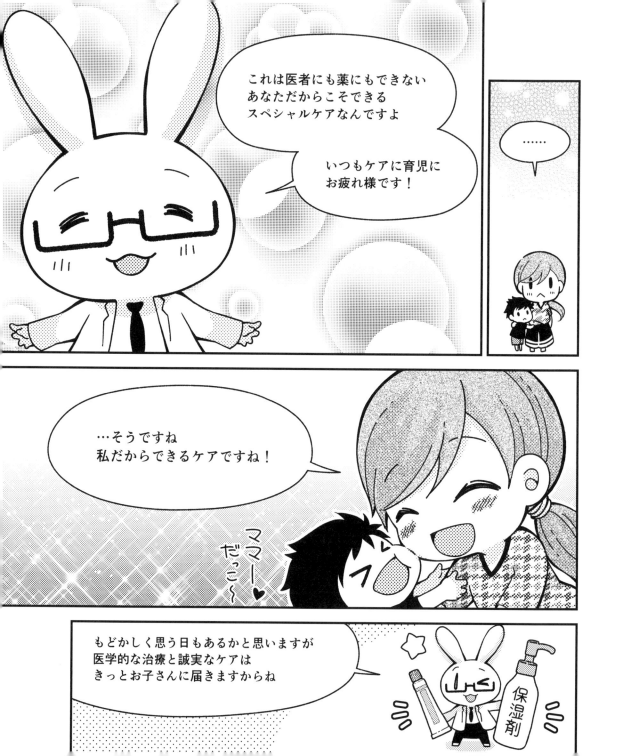

20. アトピー性皮膚炎と汗のお話

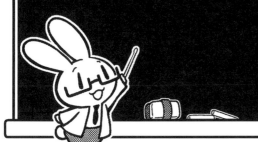

小児アレルギー教室 (5段階評価)
頻出度 🐰🐰🐰🐰
難易度 🐰🐰
解決度 🐰🐰🐰

 教えて・ほむほむ先生

幼少より酷いアトピー・花粉全般アレルギーもちの夫が**汗をかくと具合が悪くなる**からといって、一切運動をしません。きつめに冷房をかけ、それでも暑い暑いといって部屋に籠もっています。子どもの頃から医者からそういわれて、汗をかくことはすべて NG だそうです。本当に**アトピーの人に運動はよくない**のでしょうか。

マシュマロ (https://marshmallow-qa.com/messages/54e0be3d-a982-417a-9e9b-de30271fc8f6?utm_medium＝mail & utm_source＝message) より

 答える・ほむほむ先生

汗は、アトピー性皮膚炎にとって敵のようにみえて、じつは味方の面ももっています。**「汗をかく」ことはむしろよい面もある**ことを知ることが大切です。アトピー性皮膚炎があっても運動もしてもよいですし、汗もかいても構いません。ただし、汗をかいた

まま放っておくと、汗のよい面よりも悪い面が大きくなってきます。ですので、運動をして汗をかいたら、**しっかり流して保湿剤を塗っておくのが**、もっとも汗を味方につける方法になるでしょう。

 ## まず 汗の裏と表の顔を知る

この本は、子どもに対するアレルギー関連の相談にお答えしていますが、今回は大人の方ですね。でも、「アトピー性皮膚炎の場合に汗をかくことは悪いのか?」というご質問は子どもでもよく受ける質問です。アトピー性皮膚炎における汗に関しては、医師のあいだでも意見が異なる場合もあります。というのも、汗の研究は最近になって急に進歩してきていて、敵だと思われていた汗が、じつは味方の面ももっていることがわかってきたからです。ですので、

汗が悪者でもあり、味方でもある

ということを頭に入れておくと、意見が異なる理由もわかってきます。そこで、その両方に関して話を進めてみましょう。

皮膚のトラブルの原因というと、まず汗を思い浮かべる人は多いでしょう。例えば、英国に住む 12〜14 歳のアトピー性皮膚炎の小児 250 人に対し、19 種類の悪化要因の中で、「どれが原因として大きいのか?」をアンケート調査した研究があります。すると、「運動による汗でアトピー性皮膚炎が悪化する」と答えた方が **41.8%** もいたという結果でした。

▶ Williams JR, et al. Br J Dermatol 2004；150：1154-61. ☞ **PMID：15214903**

アトピー性皮膚炎があってもなくても、そして大人でも子どもでも、汗をかくと皮膚がかゆくなることがありますよね。もともと、アトピー性皮膚炎は、「アトピー性皮膚炎がない人ではかゆくならない程度のかゆみでかゆくなり」「アトピー性皮膚炎のない人でかゆい刺激は

さらにかゆくなる」という、ありがたくない特徴があります。

▶ Andersen HH, et al. Pain 2018；159：1185-97. ☞ PMID：29659469

ですから、「アトピー性皮膚炎のない人でもかゆくなる（かもの）汗」でかゆくなってもおかしくはありません。ゆえに「**汗は悪者**」というイメージが強くなるといえるでしょう。

汗でかゆみが悪化する理由 として、ほかにどんなことがあるの？

汗には「マラセチア」というカビの一種が含まれていることがわかっています。マラセチアはもともと皮膚にいるカビとしてはもっとも多いカビです。しかし、湿疹がひどくなるとマラセチアが爆発的に増えて、**マラセチアに対するアレルギーをもつ**ことがわかっています。

▶ Hiragun M, et al. Allergol Int 2014；63：83-93. ☞ PMID：24457815

そして実際に、アトピー性皮膚炎がひどいほど、マラセチアに対するアレルギーが強くなる傾向があります（逆もまたしかり、アトピー性皮膚炎が改善して安定してくると、マラセチアに対するアレルギーもよくなるようです）。

▶ Glatz M, et al. Acta Derm Venereol 2015；95：191-6. ☞ PMID：24696225

つまり、アトピー性皮膚炎がひどくなった人はマラセチアに対するアレルギーをもつ可能性が高くなり、汗をかくと、その中にあるマラセチアでもっとかゆくなってしまうという悪循環になりやすいのですね。なお、

もともと汗に含まれる成分に対するアレルギーは、
今のところ確認されていない

ようです。では、シャワーで汗を流すとアトピー性皮膚炎がよくなるでしょうか？　アトピー性皮膚炎の小学生に対し、夏場の昼にシャワーを追加するとかゆみや皮膚の状態が改善したという報告があります。

▶ Mochizuki H, et al. Pediatr Dermatol 2009；26：223-5. ☞ PMID：19419481

汗は早めに流したほうがよさそうですね。

 ## では 汗は悪者としての面しかないのでしょうか？

最初にお話したとおり、じつは最近になって、汗の研究が進んできました。そして、汗が必ずしも悪いことばかりをしているわけではないことがわかってきたのです。例えば、汗は主に水分でできています。そして、尿素であるとか、乳酸であるとか、いわゆる**保湿成分**も含まれています（尿素はよく保湿剤にも含まれていますよね）。

▶室田 浩之，他. 小児科臨床 2017；70：1969-74. ☞ ISSN：0021-518X

そして、アトピー性皮膚炎の湿疹がある箇所では、汗をかく量が半分程度になっていたという報告もあり、皮膚が乾燥する理由になります。

▶ Takahashi A, et al. Allergol Int 2013；62：473-8. ☞ PMID：24060764

例えば「汗をかきにくくなる」病気である外胚葉異形成症（がいはいよう いけいせいしょう）では、ひどい乾燥肌やアトピー性皮膚炎になりやすいことからも汗が少ないことが乾燥肌を悪化させることは明らかです。

▶ Reed WB, et al. Arch Dermatol 1970；102：134-43. ☞ PMID：5430308

そして、アトピー性皮膚炎をしっかり改善させると、汗をかくチカラが回復してくることも報告されています。

▶ Eishi K, et al. Br J Dermatol 2002；147：683-8. ☞ PMID：12366413

しっかりアトピー性皮膚炎の治療をすると、汗を適切にかけるようになり、汗を味方につけることができるといえるでしょう。むしろ、

汗をかきやすい夏場はアトピー性皮膚炎の症状が改善する

という専門家もいるのです。ですから、「汗をかくと改善する人」も「汗をかくと悪化する人」もいますし、「汗をかいたらすぐに流したほうがよい人」もいれば、「あまり洗いすぎると乾燥しやすくなってしまう人」もいることになります。例えば、ドイツの6歳の小児アトピー性皮膚炎39人に関し、どの季節に悪化しやすいかを検討すると、「夏に悪化する子ども」と「冬に悪化する子ども」で半々だったという結果があります。

▶ Krämer U, et al. J Invest Dermatol 2005；124：514-23. ☞ PMID：15737191

汗がよいほうに働く人、悪いほうに働く人、それぞれありそうに思える結果ですよね。

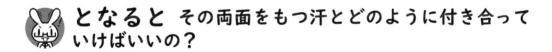

となると その両面をもつ汗とどのように付き合っていけばいいの？

ほむほむ先生は、「汗はかいてもよいですが、早めに流しましょう」「かゆみや皮膚の様子をみながら、シャワーの回数を増減するように」とお話ししています。でも、どうしてもシャワーが難しい場合もありますよね。そんな場合は手を洗うときに手首や肘まで洗う範囲を広げたり、濡らしたタオルで押し拭きをしてもよいでしょう。

▶室田 浩之，他．小児科臨床 2017；70：1969-74. ☞ ISSN：0021-518X

ただし、一方で、「毎回タオルで拭く」だと、かえって皮膚が傷む方も出てくることをよく感じます。というのも、どうしてもごしごしと拭きがちなのです。皮膚のバリアを担っている角質は食品ラップ1枚くらいのすごく薄い膜のような組織です。ですので、ごしごししていると角質をこすり取ってしまって傷みやすいのでしょう。また、「しわ」があるところは、うまく汗が取り切れないようです。

タオルで拭くのは手軽ですし、いけないわけではないのですが、落とし穴でもあるのですね。そこで、ほむほむ先生は、こんな説明をよくしています。「お母さん（お父さん）が、新品の高級車を買ったとしましょう。その高級車に砂ぼこりがたくさんついたときに、どのようにきれいにするでしょう？　きっと、よく泡立てた石けんでやさしく洗って、たっぷりの水で流して、その後にワックスをきれいに塗るのではないでしょうか？　お子さんの肌は、アトピー性皮膚炎があってもともとバリアが傷みやすいのですから、できればよく泡立てた泡で洗って、十分にお湯で流して、保湿剤を塗りましょう」

まとめ として、質問者さんにお答えしましょう

「アトピー性皮膚炎があっても、ふだんの治療をきちんとされていれば、運動もしてもよいですし、汗もかいてよいでしょう。**汗は、本当は敵ではありません。むしろ汗をしっかりかいたほうが安定する場合も多いです。**でも汗をかいてずっと放っておくと、敵の側面が大きくなってしまいます。汗をかいてかゆくなってしまう場合は、アトピー性皮膚炎そのものが落ちついていない可能性が高いです。ですので、アトピー性皮膚炎の治療をしっかりしましょう」と、いえるでしょう。でもここでもう一度よくよく考えてみますと、質問者さんの「暑い暑いといって部屋に籠もっています」という状況は、おそらく

アトピー性皮膚炎がひどくなって、うまく汗をかけなくなっている

のかもしれません。そして、適切な汗をかけなくなっていること自体が、アトピー性皮膚炎をさらに悪化させている可能性があります。さらに想像しますと、「子どもの頃から医者からそういわれて、汗をかくことはすべて NG だ」ということは、最近あまり受診されていなくて、医師からの情報提供（新しい研究結果）を受けていないのかもしれません。専門医への受診をお願いしたいところです。

以前、重症のアトピー性皮膚炎のお子さんたちが長期入院している施設で働いていたときのことです。ある男の子さんは、うまく汗をかけないせいか、少し運動すると顔を真っ赤にしてふうふういっていました。治療が進んだある日、病院の中庭で一緒に遊んでいると「先生！　みてみて！」と脇を差し出してきました。

今まで、全く汗をかいていなかった男の子の脇には、
汗が光っていました。

きっと、運動をして汗をかけることがうれしかったに違いありません。運動をして、汗をかけることは、健康な肌という味方をひとり増やした証拠なのかもしれませんね。

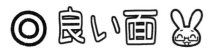

汗は味方なの？悪者なの？

◎ 良い面

- 汗の中には天然の保湿成分も含まれている

- 汗の中には「天然の抗酸化物質」といえる「抗菌ペプチド」があり皮膚の感染症を抑えてくれる

どっちもあるね

✕ 悪い面

- 汗の中にはマラセチア（カビの一種）が入っていてマラセチアアレルギーでかゆみが起こることもある

- べたついた汗の刺激でかゆみを感じやすくなる

結局どうしたらいいの〜！　教えてほむほむ先生〜！

汗はかいても大丈夫！
汗をかいたら早めに流して
丁寧に保湿をしましょう

汗を味方につけて夏場の外出も、運動も
過度に怖がらず楽しんでね

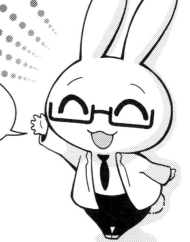

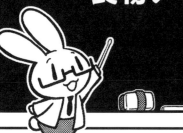

21. アトピー性皮膚炎と食物アレルギーのお話

小児アレルギー教室（5段階評価）
頻出度 🐰🐰🐰🐰
難易度 🐰🐰🐰🐰🐰
解決度 🐰🐰

 教えて・ほむほむ先生

子どもがアトピーもちです。**卵を食べる**とアトピーが少し悪化します。以前アレルギー検査をして、「**卵は大丈夫**」のはずでしたが、体質が変わったのか、もしくは検査に出るほどじゃないけど、**アレルギー反応が出る**ということなのでしょうか？

マシュマロ（https://marshmallow-qa.com/messages/6ee0d929-d9bb-4040-9d48-b611a0a24780?utm_medium＝mail & utm_source＝message）より

 答える・ほむほむ先生

食物アレルギーと**アトピー性皮膚炎**はつよく関係しています。でも、❶食物アレルギー ➡ アトピー性皮膚炎の関係性よりも、❷アトピー性皮膚炎 ➡ 食物アレルギーの関係性のほうが大きく、年齢が高くなってからは食べものでアトピーが悪化するパターンは少ないようです。そして、年齢が高くなっても、**湿疹がひどくなると、新し**

い食物アレルギーを発症する可能性が高くなることがわかってきていますので、結局は「アトピーをよくする」ことは考えたほうがよいでしょう。もう1つの問題として、アトピー性皮膚炎の症状が安定していない場合は、「アトピーのない人がかゆくならない程度の刺激でかゆくなる」という現象が起きてしまい、「食べたときに体が温まってかゆくなってしまう」ことを食物アレルギーのせいと考えやすいことも挙げられます。

 ## まずは 論点整理から…

このご質問にお答えする前に、じつはいくつかの難しい点や、勘違いしやすい点が含まれています。ちょっと整理してみましょう。

①そもそも、食物アレルギーはアトピー性皮膚炎の（**原因**）なのでしょうか？
②（以前のアレルギー検査）が血液検査であるとして、血液検査の結果が「**陰性**」なら症状は**ない**のでしょうか？
③（**年齢**）が長じてから、**新たに食物アレルギーになる**場合はあるのでしょうか？
④アレルギーがあった食物に対して、（克服）した場合、**再度悪化**する可能性があるのでしょうか？

 ## ①食物アレルギー はアトピー性皮膚炎の（原因）なのでしょうか？

たしかに、食物アレルギーとアトピー性皮膚炎は強くかかわっています。しかし食物アレルギーはアトピー性皮膚炎の原因かというと、その程度は、皆さんが考えているほどではないかもしれません。実際にアトピー性皮膚炎に対し、食物除去の効果を評価した研究9件

（421人）を確認しても、有効性を認めたのは1研究のみであり、食物除去の効果を支持できなかったとしています。

▶ Bath-Hextall F, et al. Allergy 2009；64：258-64.　☞ **PMID：19178405**

そして、6〜8種類の食物に限定するような厳しい食物除去をしても、アトピー性皮膚炎に対する効果を明らかにはできなかったという報告もあります。

▶ Lim NR, et al. Pediatr Dermatol 2017；34：516-27.　☞ **PMID：28884902**

食物除去がアトピー性皮膚炎に効果があるケースもあると感じる場合はたしかにあります。でも、実際にきちんと研究目的で調べてもなかなか証明できないのです。

では、「食べもので悪化しているのでは…」と思われる理由は、どんな状況が考えられるでしょうか？　例えば、夜布団に入って体が温まってくるとかゆくなったりしたことは、皆さんも経験がありますよね？　じつは**夜間のほうが昼間より、皮膚のバリア機能が下がり、かゆみを感じやすくなる**のです。

▶ Yosipovitch G, et al.　J Invest Dermatol 1998；110：20-3.　☞ **PMID：9424081**

ですので、夕ご飯を食べたあとに体が温まってかゆくなってくると、その直前に食べたものと結びつけて「この食べものでかゆくなったのかも…」と考えやすくなるのかもしれませんね。ただでさえアトピー性皮膚炎には、

アトピー性皮膚炎がない人がかゆくない程度の刺激でもかゆくなる

という現象があります（19章）。

▶ Andersen HH, et al. Pain 2018；159：1185-97.　☞ **PMID：29659469**

つまり、アトピー性皮膚炎の症状が不安定だとかゆくなりやすいのです。と考えると、「卵

を食べるとアトピーが少し悪化する」ような気がする場合は、まずは**皮膚をよくするための治療をしっかりしてみる**とよいでしょう。

②（以前のアレルギー検査）が血液検査であるとして、その結果が「陰性」なら症状はないのでしょうか？

つまり、質問された方の（以前のアレルギー検査）は「陰性」だったようです。アレルギー検査にもいろいろありますので判断が難しいのですが、ここでは一般的によく行われる「IgE抗体検査」をしていると仮定しましょう。IgE抗体検査とは、即時型反応という数時間以内に起こるアレルギー反応をみるための検査です。じつは❶食物アレルギー ➡ アトピー性皮膚炎の関係を証明することはなかなか難しいのですが、❷アトピー性皮膚炎 ➡ 食物アレルギーの関係の順番であれば、関係性が明らかなことがわかっています。アトピー性皮膚炎と食物アレルギーの関係を検討した 66 の研究をまとめると、アトピー性皮膚炎があると、その後、

食物に対する IgE 抗体ができる（アレルギーになる）リスクが約 6 倍になる

という研究結果があります。

▶ Tsakok T, et al. J Allergy Clin Immunol 2016；137：1071-8. ☞ PMID：26897122

この論文から考えると、皮膚の湿疹は、その後のアレルギー体質になる理由になることがわかります。つまり、湿疹がある皮膚にアレルギーを起こすようなたんぱく質がくっつくと、そのたんぱく質に対して、皮膚の状態からアレルギー体質（＝IgE 抗体ができること＝**感作**）を獲得することを「**経皮感作**」というのでしたね（1 章）。ここで質問者さんの文脈をつらつらと考えると、「アトピーの状態が安定していない印象」を受けます。すなわち（以前のアレルギー検査）は「陰性」だったのかもしれませんが、**経皮感作を通して、今は「陽性」になっているのかもしれません**（ほむほむ）。

その因果関係はどこから…？ 思い込みに要注意

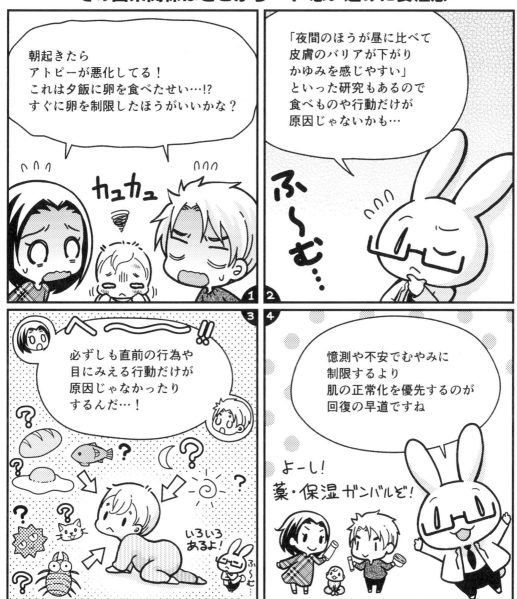

③（年齢）が長じてから 新たに食物アレルギーに なる場合はあるのでしょうか？

前述の「経皮感作」がわかってくると、ここからの理屈が説明できます。例えば、職業的に 食品を扱う人 1,592 人に対し、手湿疹がある場合とない場合で食物アレルギーの発症する リスクに関係するかを調べた研究があります。

▶ Minami T, et al. Allergol Int 2018；67：217-24.　☞ **PMID：28874315**

この研究によると、なんと

手湿疹は食物アレルギーのリスクを 2.4 倍にする

という結果だったのです。これは、職業として食品を扱っている人の手湿疹がひどくなって くると、そこにくっついてきたたんぱく質によって「アレルギーになりやすくなる」という 経皮感作があることを示しています。

それ以外にも、年齢が高くなってから発症しやすい、特殊なタイプの食物アレルギーはいく つかあります。例えば、花粉に対するアレルギーになった場合、果物や野菜に対するアレル ギーが多くなるのもその 1 つです。具体的には、シラカバ花粉に対するアレルギーになる と、リンゴアレルギーになる可能性が高くなります。シラカバ花粉の中のたんぱく成分の一 種が、リンゴのたんぱく成分と似ているので、症状が出やすくなるのです（9 章）。これは、 **花粉食物アレルギー症候群 (pollen food allergy syndrome；PFAS)** と呼ばれています。 PFAS は報告によっては、小児でも 4.7〜20％もあるといわれており、珍しくない食物アレ ルギーです。

▶ Carlson G, et al. Ann Allergy Asthma Immunol 2019；123：359-65.　☞ **PMID：31376490**

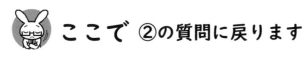# ここで ②の質問に戻ります

卵アレルギーが疑われた432人に対し、卵黄つなぎ（卵白が少しだけ混入）1個（破線）、全卵つなぎ1/4個（点線）、全卵炒り卵1個（直線）で実際食べてみて、症状があるかどうかを確認してみた研究があります（7章の図参照）。

▶ Yanagida N, et al. J Allergy Clin Immunol Pract 2018；6：658-60. ☞ PMID：28847653

点線（全卵つなぎ1/4個を食べた群）、直線（炒り卵1個を食べた群）をみてみましょう。血液検査が陰性（卵白特異的IgE抗体価0.35未満が陰性です）でも、症状がある確率はゼロではないですよね？　食物アレルギーは、量だけでなく加工の具合によっても、アレルギーを起こす力がまったく異なりますので、血液検査が「陰性」でも症状が出ないとはいえません。

④アレルギーがあった食物 に対して、（克服）した場合、再度悪化する可能性があるのでしょうか？

アトピー性皮膚炎の原因が食物アレルギーだと考えて、その食物を除去したとしましょう。すると、今までは食べてもすぐ起こるようなアレルギー症状はなかったのに、そんな食物アレルギーを発症してしまうリスクがあることがわかっています。

もともと人間には、継続して食べている食物たんぱく質をからだに受け入れる（「寛容する」といいます）ようになる機構がそなわっています（1章）。これを「**経口免疫寛容**」といいましたね。年齢が低い（一般的には乳児期）うちに手に入れた免疫寛容は、長く続きやすいのではないかと考えられていますが、年齢が高くなるまで続いた食物アレルギーは、経口免疫寛容を身につけても、「続けて食べていかないと失われやすい」ことがわかっています。

▶ Anagnostou K, et al. Clin Exp Allergy 2016；46：782-4. ☞ PMID：27228570

年齢が高くなってからの食物アレルギーは、その経口免疫寛容が、その食物を除去することで失われる可能性があるのです。例えば、こんな研究結果があります。アレルギー疑いで、実際に食べて確認するという検査 442 回に関して検査前に除去した理由を尋ねたのです。すると、「アトピー性皮膚炎は、食物アレルギーが理由で起こっているのでは…」と思い除去していた 45 人中 6 人（13.3％）は、食物を除去することで、

かえって即時型のアレルギーを起こすようになっていた

と推測されました。

▶ Eapen AA, et al. Ann Allergy Asthma Immunol 2019；122：193-7. ☞ PMID：30326323

除去をすることで、かえって食物アレルギーを発症したわけですから、アレルギーを克服したようにみえても、再度悪化する可能性はあるといえます（ほむほむ）。

実際、5〜17 歳の卵アレルギー児 61 人に対して、少しずつ食べていって量を増やしていくという治療（経口免疫療法[*1]）を行った研究があります。治療を実際に行った 30 人中 28 人が、「食べ続けていれば」食べられる状況になりました。しかし、卵を食べるのを 1 カ月中断すると食べられるのは 30 人中 11 人（37％）になってしまったそうです。

▶ Escudero C, et al. Clin Exp Allergy 2015；45：1833-43. ☞ PMID：26236997

長くなってしまいましたが、ほむほむ先生の印象としては、お子さんのアトピー性皮膚炎のコントロールが十分ではないためにかゆがっている可能性が高いように感じます。そのことを、以前あった卵アレルギーと結びつけて考えてしまっているのかな…というのが真相かもしれません。まずは、スキンケアやステロイド外用薬などの使い方をかかりつけ医によく相談いただき、皮膚の改善を目指すのがよいのではないでしょうか。

[*1] 経口免疫療法：9 章をみてね。

教えて・ほむほむ先生
（質問回答コーナー）

 食物アレルギーのご質問

22. 経口免疫療法と時間と再発のお話

23. 卵アレルギーと母親の食事制限のお話

24. 卵アレルギーと免疫療法と調理法のお話

25. 卵が食べられるようになったあとの卵アレルギーのお話

26. 卵アレルギーとインフルエンザワクチンのお話

27. 食物アレルギーと腸内細菌のお話

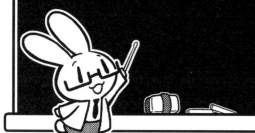

22. 経口免疫療法と時間と再発のお話

小児アレルギー教室（5段階評価）
頻出度 🐰🐰🐰
難易度 🐰🐰🐰🐰
解決度 🐰🐰🐰

 教えて・ほむほむ先生

かかりつけ医の先生が、「**アレルギーの経口負荷試験**を実施して、少しずつ摂取できるようになっても、10 年後などにアレルギーを**再び発症**してしまうことがある」といっていましたが、そのような研究があるのでしょうか？

マシュマロ（https://marshmallow-qa.com/messages/14fb2906-68fb-4685-9968-dd107cc7910d?utm_medium＝mail & utm_source＝message）より

 答える・ほむほむ先生

「少しずつ食べて、食べられる量を押し上げていく治療」は、「**経口免疫療法**」という、まだまだ研究が必要な治療です。まだわかっていないことも多いのですが、問題点の1つとして、一定の期間（数週間から2カ月くらい）「**食べるのを中断すると、また食べられなくなってしまう**」という現象がある**ことが、さまざまな研究結果から明らか

になっています。

まず 用語の確認から始めましょう

最初に用語の確認をしましょう。外来でよくお聞きする話なのですが、質問者さんの「アレルギーの経口負荷試験」と「少しずつ摂取できる」という部分がちょっとひっかかるからです。

● 食物アレルギーの「**診断**」のために行うのが「**食物経口負荷試験**」です。
● 食物アレルギーの「**治療**」のために行うのは「**食物経口免疫療法**」です。

「食物経口負荷試験」というのは、医師や医療者がみている場で食物を食べて、症状が出ないかどうかを確認する検査です。あくまで「検査」であって治療ではありません。「食物経口免疫療法」というのは、基本的にはアレルギーがあるために食べられない食べものを「これまで食べていない量まで増やし」、食べられる量を押し上げていく「治療」です。「食物経口免疫療法」という用語は耳慣れないようで、患者さんによっては「毎日負荷試験（本当は検査の意味）をしている」と表現される方も多いのですね。すなわち、**検査と治療をごっちゃにしやすい**ということです。今回のご質問は、少しずつ摂取をして食べられる量を増やす「経口免疫療法」の話題と考えられますので、そのようにご承知おきください。

経口免疫療法 の問題点とその種類とは？

さて、食物経口免疫療法は、一般的に使用される治療法ではなく、経験のある医師によって研究的な観点から行われています。この経口免疫療法には問題点が多く残されているのです。その問題のうちの2つを挙げてみます。

- 1つ目の問題は、特に増量する場合に症状が出てしまうことがあり、そのリスクをゼロにはできないことです。
- 2つ目の問題は、食べられるようになっても、「中断するとまた食べられなくなる」という現象があることです（このことに関しては、21章で少し説明しました）。

これらの心配を十分に取り去ることが難しいため、いまだに一般的な治療としては勧められていないのですね。今回の質問のテーマは、このうち2つ目と考えられます。中断すると食べられなくなる現象があるとすると、医学的に研究する場合には、まず定義を決める必要があります。言葉は難しげですが、意味は簡単です。

脱感作＝食べ続けていれば、食べることができる。
耐性＝自由に食べていても（食べるのを中断しても）、食べ続けることができる。

になります。いいえ、1つ忘れていました。

「一定の期間」、中断しても食べることができる
＝sustained unresponsiveness (SU)

（エスユーと読みます）という定義が、そのあいだに入ります。SUは、「**アレルギー反応が持続的に反応しなくなる状態**」とでも訳せるでしょうか。でも、今のところ正式な訳語はなく、私たち専門医は「**SU**」と呼んでいます。つまり、

- ❶最初の目標＝脱感作＝食べ続けていれば、食べることができる。
- ❷次の目標＝SU＝「一定の期間」、中断しても食べることができる。
- ❸最終的な目標＝耐性＝自由に食べていても、食べ続けることができる。

という段階があるということですね。

▶ Anagnostou K, et al. Clin Exp Allergy 2016；46：782-4. ☞ PMID：27228570

「自由に」という定義はなかなか難しいので、最近の研究は「耐性」ではなく「SU」で評価されることが多くなりました。

SU の期間 って、どのくらい？

ここで問題になるのが、「一定の期間」がどれくらいか？　ということがあります。しかしまだはっきりは決まっていません。日本での研究は2週間を目安にすることが多いのですが、最近、海外では2カ月間を目安にすることが増えているようです。例えば、中央値6歳の卵アレルギーの子ども17人に、卵を少しずつ食べて食べられるまで増やす治療（卵に対する経口免疫療法）を4カ月間行った研究があります。すると、17人中16人は食べ続けていれば食べられる状態になりました。つまり17人中16人が、脱感作に達したわけです。しかしその16人を**3カ月間、卵を食べるのをやめたところ、卵を食べられる子どもは31%になってしまいました。**つまり、SUに達していたのは3割しかいなかったということです（もちろん、耐性までも達していないことになります）。

▶ Caminiti L, et al. J Allergy Clin Immunol Pract 2015；3：532-9.　☞ PMID：25725940

では、SUには、どんな特徴があるでしょうか？　5～11歳時から卵による経口免疫療法を受けた40人を、4年間調べた研究があります。

▶ Jones SM, et al. J Allergy Clin Immunol 2016；137：1117-27. e10.　☞ PMID：26924470

この研究によると、経口免疫療法2年後に75%が脱感作になりました。しかし、2カ月間卵を中止すると、卵が食べられるひとは27.5%になってしまいました。**やはりSUには3割程度しか達しなかったわけです。**

では、そのままさらに食べ続けていった4年後にはどうなったでしょうか？　脱感作に達したのは77.5%であり、**2カ月間中断しても、50%は卵を食べられたのです。**

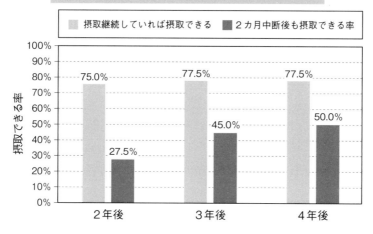

5～11歳時から卵経口免疫療法を受けた40人

凡例：摂取継続していれば摂取できる / ２カ月中断後も摂取できる率

- 2年後：75.0% / 27.5%
- 3年後：77.5% / 45.0%
- 4年後：77.5% / 50.0%

縦軸：摂取できる率

PMID：26924470 を参考に筆者作成

年齢が高くなってから食べ続ける治療をしても維持が困難な可能性

すなわち、「**食べ続けていれば、中断しても食べ続けられる（SU になった）人の割合は上がっていく**」ということですね。

ご質問にあった、「少しずつ摂取できるようになっても、10 年後などに再びアレルギーを発症してしまうことがあるのか」というテーマに戻りましょう。食べられなくなる原因の 1 つに、「もともとアレルギーがある子どもが、食べるのを中断した場合」に、起こりうるということがわかってきましたね。しかし残念ながら、

中断した場合に再度悪化してしまう人がどんな特徴をもっているのかはまだ十分わかっていません。

しかし、いくつかのポイントがあることはわかってきています。例えば、卵に対する経口免疫療法を中断して、再度食べられなくなる場合には、卵に対する特異的 IgE 抗体価（高けれ

ば高いほど、卵アレルギーの可能性が上がる抗体）が高いことがわかっています。

▶ Escudero C, et al. Clin Exp Allergy 2015；45：1833-43.　☞ PMID：26236997

つまり、経口免疫療法は、「食べ続けないと食べられなくなってしまう可能性」があり、「どれくらいの期間続ければよいのかがよくわかっていない」というデメリットがあるのです。

では、経口免疫療法を長く続けられるものでしょうか？　乳に対する免疫療法を3年間続けることができた24人に関する7年間の様子に関しての報告があります。

▶ Paassilta M, et al. Acta Paediatr 2016；105：215-9.　☞ PMID：26503614

乳に対する経口免疫療法を36カ月間継続できた24人のうち、7年後も毎日乳を200 mL以上、もしくは同じくらいの乳のたんぱく質を摂取継続できているのは14人（58.3％）しかいませんでした。しかも14人中3人は症状が残り、8人は摂取を中断していたそうです。長く摂取を続けていくことは、難しい面もあるということですね。

 結論 継続は大事。皮膚の状態も大事

ほかにも、食べられなくなる原因に関する研究結果があります。例えば、魚アレルギーを大人になってから発症した、25歳男性と18歳女性の報告では、魚を扱う仕事を始めてから手湿疹を発症し、その後、魚アレルギーを発症していることがわかりました。つまり、手湿疹に魚のたんぱく質がくり返しくっつくことにより魚アレルギーを発症したと推測されるのです。

▶ Sano A, et al. Case Rep Dermatol 2015；7：227-32.　☞ PMID：26464568

同じく1章では、アレルギーの悪化と改善のルートがあるとお話しました。湿疹のある皮

膚にくっついたたんぱく質が悪化に働く「経皮感作」と症状が出ない量でたんぱく質を腸に送り込むと改善のほうに働く「経口免疫寛容」の2つのルートでしたね。つまり、皮膚が悪化すると、経口免疫寛容のチカラよりも経皮感作のチカラが大きくなり、今まで食べることができていた食べものにもアレルギーを発症してしまう可能性があるということです。

ということで、ご質問に関するお答えをまとめましょう。食べ続ける治療で食べられるようになっても、数カ月間も食べるのをやめてしまうと、その**食べものを受け入れるチカラ（＝経口免疫寛容）**が失われてしまう可能性があります。そして湿疹が悪化すると、その皮膚にくっついた**食物に対するアレルギーの悪化のチカラが働き（＝経皮感作）**、食べられるようになっていても、症状がまた出てくる可能性は十分あるということですね。

経口免疫療法は標準治療でなく一部の病院で
研究的に行われている療法なので
専門の医師とよく相談してから慎重に行ってね！

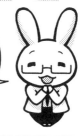

スタート START 🐰		負荷試験で開始する量を決める ちょん！
最初の目標 STEP 1 ドキドキ	脱感作	毎日のように食べていれば通常の量を食べ続けることができる 月🐰火🐰水🐰木🐰金🐰土🐰日🐰
中間の目標 もぐもぐ 焦らずに	SU	数週間〜数カ月中断しても通常の量を食べることができる（長期中断すると食べられなくなる場合も…） 🐰🍳 1 2 9 14 🍳🐰
最終目標 GOAL	耐性	いつでも自由に食べることができる 🐰🍳

食物アレルギーは食べられるようになったとしても中断すると
食べられなくなることもあるよ！
ステップアップもあればときにステップダウンもあるから焦らずに
経験のある専門医に相談してくださいね

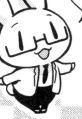
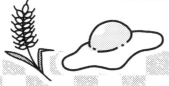

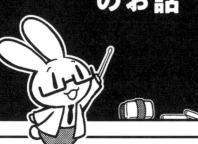

23. 卵アレルギーと母親の食事制限のお話

小児アレルギー教室（5段階評価）

頻出度　🐰🐰🐰🐰

難易度　🐰🐰

解決度　🐰🐰🐰

 教えて・ほむほむ先生

生後半年で**口周りの皮膚炎**がなかなか治らず、採血で**卵白アレルギー**を指摘されました。混合栄養だったのですが、「**母親が摂取している卵が原因なので控えるよう**」にといわれました。調べると「影響はない」とする記事もあり、どこまで食事制限すべきなのか困惑しています。

マシュマロ（https://marshmallow-qa.com/messages/e62ed105-4745-4b76-9415-f0a2f53b6ae3?utm_medium＝mail & utm_source＝message）より

 答える・ほむほむ先生

たしかに食物アレルギーとアトピー性皮膚炎は強く関係していますが、食物アレルギーがアトピー性皮膚炎の原因になっているかは、まずは湿疹をよくするための治療を十分してから考える必要があります。母乳に含まれている**卵のたんぱく質の量は母**

乳1Lあたり1ng未満しか含まれていないという報告があります。つまり、**母乳を 1L飲んでも、1μg（1マイクログラム＝0.000001g）** にしかならないのです。そんな 少ない量でアトピー性皮膚炎が本当に悪化しているのかどうかをよく検討してから対 応していく必要性があります。

そもそも アトピー性皮膚炎の治療に食物除去は有効 なの？

この質問はとても多いですし、実際によく行われている指導と感じます。でも、ちょっと**除 去食**をする前に、考えておかなければならないことがあります。

たしかに食物アレルギーとアトピー性皮膚炎は、強く関係しています。**湿疹がひどくなると** その後、食物に対して感作[*1]（アレルギーに関係しやすい抗体であるIgE抗体[*2]が「陽性」 になること）されやすくなり、食物アレルギーの発症につながりやすくなることは、何度か お話ししてきましたね。例えば、アトピー性皮膚炎と食物アレルギーの関係をみた66研究 を集めて検討した報告があります。

▶ Tsakok T, et al. J Allergy Clin Immunol 2016；137：1071-8. ☞ PMID：26897122

この報告によると、アトピー性皮膚炎があると、その後に食物に対してアレルギーを獲得し た目安となるIgE抗体をつくる可能性が**6倍以上**にもなったという結果でした。特に、ア トピー性皮膚炎と診断されている子どものみをみてみると、最高66%が食物に対しIgE抗 体をもっていたのだそうです。つまり、こういうことですね。

アトピー性皮膚炎 ➡ 食物アレルギー
発症原因

では、その逆はどうでしょう？　食物アレルギーがあると、アトピー性皮膚炎を発症したり、悪化したりするのでしょうか？

食物アレルギー ➡ アトピー性皮膚炎
発症原因？

この「逆は真なりかどうかの問題」は、結構ありますよね。車で事故の原因になることがあっても、「車をなくしたら事故がすべてなくなる」なんて思う人はいないですものね。このテーマに関しては、21章で「アトピー性皮膚炎と食物アレルギーの関係」として少し触れました。食物アレルギーが乳児期のアトピー性皮膚炎に関係する場合はたしかにあり、「食物アレルギーの関与する乳児アトピー性皮膚炎」という病名が、ガイドラインでも示されています。

▶海老澤 元宏, 他 (監修). 食物アレルギー診療ガイドライン 2016《2018 年改訂版》☞ ISBN：9784877942038

しかし、**一般的に思われているほどには、この「食物アレルギー ➡ アトピー性皮膚炎」パターンは多くはない**ようです。例えば、アトピー性皮膚炎に治療として食物除去の効果がどれくらいあったかを調べた 9 つの研究（421 人）をまとめて考えても、アトピー性皮膚炎の治療に食物除去が有効としているのは 1 研究のみで、効果があった研究はほとんどみつかっていません。

▶ Bath-Hextall F,et al. Allergy 2009；64：258-64.　☞ PMID：19178405

そして、最近の考え方としては、湿疹をしっかり治療して、それでも改善しないようなひどいアトピー性皮膚炎には食物アレルギーの検査をするとしても、無差別にたくさんの検査を行うことは避けるようにと推奨されるようになりました。

▶ Graham F, et al. Curr Opin Allergy Clin Immunol 2020；20：305-10.　☞ PMID：32109909

▶ Eigenmann PA, et al. Pediatr Allergy Immunol 2020；31：19-26.　☞ PMID：31273833

ある患者さんが「食物除去で湿疹が改善した」という例があることは否定しませんし、私も、そのようなお子さんを経験することがあります。しかし実際に**厳密な研究をすると、食物除去によるアトピー性皮膚炎の治療効果は証明できないくらい少ない**のかもしれないということです。

口周り に湿疹ができてしまったときは、どうすればいいの？

まずは、「アトピー性皮膚炎 ➡ 食物アレルギー」パターンにならないようにするためには、口周りの湿疹をよくしたほうがよいということになります。『**食物アレルギーの診療の手引き2017**』には、「食物アレルギーの関与するアトピー性皮膚炎」にどのように対応するかを示した図（次頁）があります。

▶海老澤 元宏. 食物アレルギーの診療の手引き2017 ☞ https://www.foodallergy.jp/care-guide

湿疹のある子どもに対し、まずどのように対応しているでしょうか？　除去食をする前に、お話を聞くことと湿疹の治療を勧めていますよね。このことは、湿疹が食物アレルギーの結果ではないケースも多く、

「いきなり除去食から始めることに注意を促している」

のですね。でもやっぱり、食物アレルギーは心配ですよね。その前に、母乳の中にどれくらい食物が含まれているのか、**量のイメージ**を把握しておきましょう。

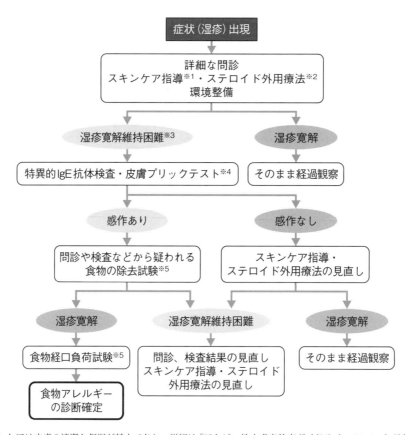

症状（湿疹）出現

詳細な問診
スキンケア指導※1・ステロイド外用療法※2
環境整備

湿疹寛解維持困難※3 　　湿疹寛解

特異的IgE抗体検査・皮膚プリックテスト※4 　　そのまま経過観察

感作あり 　　感作なし

問診や検査などから疑われる
食物の除去試験※5 　　スキンケア指導・
ステロイド外用療法の見直し

湿疹寛解 　　湿疹寛解維持困難 　　湿疹寛解

食物経口負荷試験※5 　　問診、検査結果の見直し
スキンケア指導・ステロイド
外用療法の見直し 　　そのまま経過観察

食物アレルギー
の診断確定

※1：スキンケアは皮膚の清潔と保湿が基本であり、詳細は「アトピー性皮膚炎診療ガイドライン2016」などを参照する
※2：ステロイド外用薬の使用方法については「アトピー性皮膚炎診療ガイドライン2016」などを参照する
※3：ステロイド外用薬の連日塗布によっても寛解を維持できない状態
※4：生後6カ月未満の乳児では抗原特異的IgE抗体は陰性になることもあるので、プリックテストも有用である
※5：母乳栄養の場合には母親の食物除去および母乳を介した負荷試験を実施することもある

食物アレルギー診断のフローチャート（食物アレルギーの関与する乳児アトピー性皮膚炎）

量のイメージ を思い浮かべる

いきなりですが、「醤油」を思い浮かべてください。例えば、刺し身を食べるのにどれくらい使いますか？ 私は 1 mL くらいです。美味しく食べられますよね。では、醤油 1 L を、一気飲みしたとしましょう。体に大きな害が出てくることがわかっています。実際に、60 歳の女性が醤油 1 L を一気に飲んで、塩中毒で亡くなったという報告があるくらいです。

▶ Yamazaki M, et al. Leg Med (Tokyo) 2000；2：84-7. ☞ PMID：12935448

1 L＝1,000 ml ですね。1 mL の 1,000 倍って、全然違います。さて、ここから細かい単位を出しますね。アレルギーにも量のイメージがとても重要だからです。

- 1 g の 1,000 分の 1 が 1 mg（ミリグラム）です。
- 1 mg の 1,000 分の 1 が 1 μg（マイクログラム）です。
- 1 μg の 1,000 分の 1 が 1 ng（ナノグラム）です。

そして、

- mg 単位であれば、アレルギー症状が起こりえます。
- μg 単位であれば、ごく稀にアレルギー症状が起こりえます。
- ng 単位であれば、まずアレルギー症状は起こりません。

▶穐山 浩. 小児科臨床 2017；70：1869-74. ☞ ISSN：0021-518X

さて、母乳には食物たんぱく質がどれくらい含まれるのでしょうか？ 32 人の母親にピーナッツを摂取してもらい、母乳中のピーナッツたんぱく量を測定した検討では、たしかに母乳中にピーナッツのたんぱく質が検出されました。

▶ Schocker F, et al. Pediatr Allergy Immunol 2016；27：348-55. ☞ PMID：26842773

では、母乳に含まれるピーナッツのたんぱく量はどれくらいだったのでしょう。それが、ピーナッツたんぱく質の1種であるAra h2というたんぱく質の濃度は、母乳1 mLあたり46〜2,602 ngという結果でした。

ほかの研究もあります。生後6週間までの赤ちゃんをもつ母親120人の母乳中の卵のたんぱく質の量を測定した研究があります。たしかに、お母さんが食べた卵の量が多いほど、母乳中の卵の量は増えました。しかし、その量は多く見積もっても母乳1 mLあたり、1 ngにも達しないくらいでした。

▶ Metcalfe JR, et al. Clin Exp Allergy 2016；46：1605-13. ☞ PMID：27562481

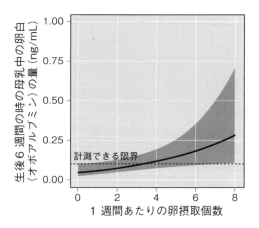

母親が卵を食べる量が増えるほど、母乳中の卵のたんぱく質の量は増えるが、母乳1 mLあたりの卵たんぱく質量は1 ngにも達しない

赤ちゃんが1日1 L飲んだとしても、1 ng（1 gの1,000,000分の1）にも達しないくらいですね。いや、それでも食べているには違いないから、やっぱり危ないと思いますか？

では、こんな研究結果があります。日本の94家庭から家のホコリを集めてきて、その中に卵のたんぱく質が含まれているかどうかを検討したところ、すべてのホコリから卵のたんぱく質が検出されました。その研究では、検出された卵たんぱくの重量は、ホコリ1gあたり中央値で43.7μg含まれていました。つまり、**ホコリ1g中、43,700ng含まれていた**わけです。母乳に含まれていたたんぱく質量より、ずっと多いですよね。

▶ Kitazawa H, et al. Allergol Int 2019；68：391-3.　☞ PMID：30846303

 ## 結論 ワセリンで口周りの湿疹を改善する

ここまでの話でイメージがつかめてきたでしょうか？　もちろん絶対ではありませんが、多くの場合は、母乳からアトピー性皮膚炎が悪化することは少ないのでは…という印象をもたれるのではないかなぁと思います。質問者さんにお答えをするならば、それよりもまずは、

「口周りの湿疹をよくすることが先決」

といえそうですね。なお、ほむほむ先生は、口周りの湿疹は、軟膏を塗る回数を増やすようにお話することが多いです。なんといっても、赤ちゃんの口周りは「よく拭くことが多い」ですから。当たり前かもしれませんが、はがれた軟膏は効かないのです。だって、右腕に塗った軟膏が、左腕に効くなんて、誰も思っていませんものね。ですので、

「食事前後＋朝晩」、ワセリンを塗りましょう

とお話ししているのです。湿疹をよくしてから、除去食に関しては医師と相談しながら考えてみましょう。

＊1 感作：2章をみてね。
＊2 IgE抗体：1章をみてね。

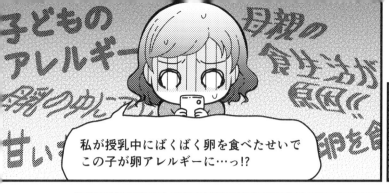

子どもの
アレルギー

母親の

私が授乳中にばくばく卵を食べたせいで
この子が卵アレルギーに…っ!?

ちょっとお待ちください!
それは少し言い過ぎかも

授乳中に多く卵を食べた母親の
母乳から出る卵のたんぱく質は
多く見積もって
母乳1mLあたり1ngです

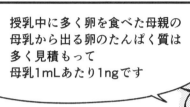

…! やっぱり!
私のせいだ…!

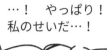

しかし…!

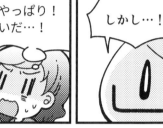

日本の94家庭からホコリを集めて調べた結果ホコリ1g中
43,700ngの卵のたんぱく質が含まれていたのです…!

これは母乳に含まれていたたんぱく質量より
ずっと多いことになります

母乳1mL
あたり
1ng

<<<

家のホコリ1g
あたり
43,700ng

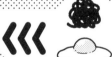

毎日
掃除を
してても…!!

食物アレルギーは
皮膚が荒れることにより
発症しやすくなることが
わかっているので

肌荒れを治すことを
まず第一にがんばって
みてください

お母さんは十分頑張っておられます
バランスよく ときにホッとひと息できる
美味しいものも食べて少し休んで
くださいね

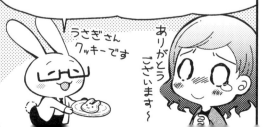

うさぎさん
クッキーです

ありがとう
ございます〜

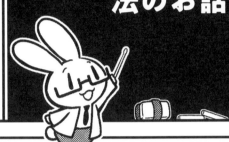

24. 卵アレルギーと免疫療法と調理法のお話

小児アレルギー教室（5段階評価）
頻出度 🐰🐰🐰
難易度 🐰🐰🐰
解決度 🐰🐰🐰

 教えて・ほむほむ先生

厚生労働省の『**授乳・離乳の支援ガイド**』が改定され、**卵**は**離乳食初期**からとなりました。なぜ卵だけなのですか？ **ソバやピーナッツ**も初期から試していいですか？

マシュマロ（https://marshmallow-qa.com/messages/5925be48-d8e6-4513-9645-efe9e0c2596c?utm_medium＝mail＆utm_source＝message）より

 答える・ほむほむ先生

「離乳食に早期に導入すると、アレルギーを予防する」というテーマは、食物アレルギーの予防において活発に議論されている最中です。しかし、現在のところ研究で明らかになっているのは「**ピーナッツ**」と「**卵**」、「**乳**」のみです。それらに関してはっきりとした研究結果が発表されたのはピーナッツが2015年、卵は2016年、乳は2020年と最近です。これから明らかになることが多いテーマといえるでしょう。そして発

症リスクの高いこれらの食材でも、統計的にはっきりさせるためにはピーナッツは640人、卵は121人、乳は491人の研究への参加者が必要でした。「統計的に差を出すため」には、よほどはっきりした差がない限り、多くの人たちへの研究が必要なのです。そのため、ほかの食物に関しては、さらに多くの参加者を募る必要性があり、なかなか厳密な研究を行うことは難しいのです。しかし、「早めにさまざまな種類の食べものを使った離乳食」を開始したほうが、アレルギーは少なくなるのではないかという研究結果もあり、**個人的には、「卵やピーナッツ以外の食材もあえて遅らせる理由はないのではないか」**と考えています。

データ があるのは卵、ピーナッツ、乳…

食物アレルギーは多くの保護者さんにとって心配事の種です。育児書ごとに書いてあることが違うと思われる方も多いかもしれません。ご質問の通り、厚生労働省の『授乳・離乳の支援ガイド』が2019年3月に改定され、**卵（卵黄）の開始が生後5〜6カ月から**となりました。

▶授乳・離乳の支援ガイド（2019年改定版）☞ https://www.mhlw.go.jp/stf/newpage_04250.html

現在のところ、「離乳食に早期に導入すると、アレルギーを予防する観点で有効か？」というテーマに関して、学会などから推奨や提言があるのは「**ピーナッツ**」と「**卵**」のみです。そして2020年になって新しく研究結果の出た「**乳**」くらいでしょう。さらにその他の食材に関しては「不明である」ということになります。では、

　　　　　ピーナッツの離乳食への導入は早いほうがよいでしょうか？

ピーナッツの離乳食への開始時期に関して注目が集まったのは、2008年にピーナッツに関する研究結果が発表されてからです。その研究では、英国の児童5,171人、イスラエルの児童5,615人のピーナッツアレルギーの率に関し調査が行われたのです。

▶ Du Toit G, et al. L Allergy Clin Immunol 2008；122：984-91. ☞ PMID：19000582

すると、英国では 1.85%、イスラエルでは 0.17% でした。すなわち、

英国のほうが 10 倍もピーナッツアレルギーが多かった

わけです。この理由として、イスラエルでは生後 8～14 カ月からピーナッツを早期に離乳食として食べ始めていて、英国では（日本と同じように）ほとんど食べ始めていないことが原因ではないかと推測されたのです。

でも、この研究は「**観察研究**」でした。観察研究とは、特別な治療や方法を用いずに「こんなことがありましたよ」ということをみていく研究方法です。本当に離乳食を早めに開始したからかどうかは、確定できないのですね。そこで、実際にピーナッツを早期開始すると食物アレルギーが減るかどうかの検討、すなわち「**介入研究**」が行われました。その結果は、2015 年に LEAP 試験という研究名で発表されました。

▶ Du Toit G, et al. N Eng J Med 2015；372：803-13. ☞ PMID：25705822

余談ですが、LEAP 試験はリスが飛び跳ねている絵が添えられています。おそらくピーナッツを食べるリスが、ピーナッツアレルギーから飛び跳ねて（LEAP して）逃げる、という意味が込められているのでしょう。

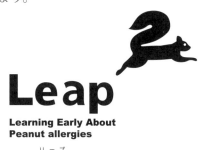

LEAP 試験のロゴマーク

でも 個別に考える必要が…

LEAP試験では生後4〜10カ月の、湿疹を発症している乳児640人を、ピーナッツを開始したグループとピーナッツを開始しなかったグループにランダムに分けて5歳まで継続するという研究でした。結果として、もともと**感作**されていない（ピーナッツにアレルギー体質をもっていない）子どもにおける5歳時のピーナッツアレルギーの発症は、**ピーナッツを開始したグループで1.9％、ピーナッツを開始しなかったグループで13.7％**という結果になったのです。ピーナッツを生後4〜10カ月に開始すると、ピーナッツアレルギーになりにくいことがわかったわけですね。

LEAP試験は「離乳食の開始時期」を考える大きな転換点になり、『ピーナッツアレルギー予防ガイドライン』の発表につながりました。

▶ Anvari S, et al. JAMA Pediatr 2017；171：77-82. ☞ PMID：27820622

そういう意味では、**ピーナッツを離乳食として早めに開始する意味はある**といえます。ただし、粒のままのピーナッツやピーナッツのかけらを与えることは、気道に入ると危険ですから、日本ではピーナッツバターなどを考慮するとよいでしょう。ただ、当たり前かもしれませんが、ピーナッツを離乳食に早めに導入しても、食物アレルギーの発症を予防する効果は、ピーナッツにしかないことがわかっています。

▶ Du Toit G, et al. Allergy Clin Immunol 2018；141：1343-53. ☞ PMID：29097103

食物ごとに考えないといけないわけですね。つまり、すべての食材が同じように対応してよいのかどうかわからないわけです。特に日本では、ピーナッツよりも卵のほうが気になりますよね。

卵 の離乳食への導入は…

（↑）早いほうがよいでしょうか？　卵に関しては、ピーナッツほど簡単な結論にはなりませんでした。卵を離乳食として早めに開始するという卵アレルギーの予防研究は、2013年の①STAR試験を皮切りに、②HEAP試験、③BEAT試験、④STEP試験と次々に発表されました。

▶① Palmer DJ, et al. J Allergy Clin Immunol 2013；132：387-92.　☞ PMID：23810152
▶② Bellach J, et al. J Allergy Clin Immunol 2017；139：1591-9.　☞ PMID：27523961
▶③ Wei-Liang Tan J, et al. J Allergy Clin Immunol 2017；139：1621-8.　☞ PMID：27742394
▶④ Palmer DJ, et al. J Allergy Clin Immunol 2017；139：1600-7.　☞ PMID：27554812

しかし、

これらの試験はすべて、「卵アレルギー予防に失敗」しました。

（え？）という声が聞こえてきそうですね。特に、2013年に発表された①STAR試験はリスクが際立っています。アトピー性皮膚炎を発症している生後4カ月の乳児に対して【生卵】の乾燥粉末【1/6個】を開始して予防を試みたところ、食べ始めた**子どもの31%にアレルギー反応**が出現したのです。さらにはアナフィラキシーを起こした子どもも出てきたため、研究は中止されたのです。

そこで登場したのが、日本で行われた⑤PETIT試験でした。アトピー性皮膚炎のある生後4〜5カ月の乳児121人に対し、徹底的に**皮膚の治療**を行いました。そして皮膚を改善させてから、生後6カ月から【加熱卵】の乾燥粉末を50mg（＝【加熱卵0.2g】相当）という少ない量で、卵の摂取を開始したのです。すると、**1歳時点の卵アレルギーの発症リスクが1/5**になったのです。

▶⑤ Natsume O, et al. Lancet 2017；389：276-86.　☞ PMID：27939035

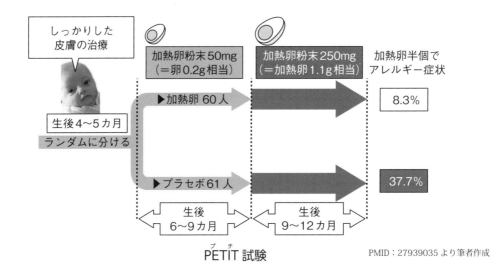

PETIT 試験

PMID：27939035 より筆者作成

ここで「なんで海外の研究は【生】の卵粉末？」と思われるかもしれません。研究では、倫理的に認められる方法で開始する必要があります。ですので、食品そのものより衛生面で問題の起こりにくく管理された「乾燥粉末」を選択することが多いのです。その際、「【加熱】乾燥粉末」は、当時は作成困難だったため、この PETIT 試験以外では生の乾燥粉末が使われていました。PETIT 試験は「加熱乾燥粉末」を用意したことがすばらしかったといえます。

そして、PETIT 試験で「卵を摂取していても卵アレルギー予防につながらなかったグループ」には共通点がありました。**研究の途中から湿疹が再度悪化したお子さんはアレルギーを予防できなかった**ということです。すなわち、

皮膚の安定が、卵アレルギー予防に関連していた可能性

が指摘されています。

▶ Matsumoto K, et al. J Allergy Clin Immunol 2018；141：1997-2001.e3.　☞ PMID：29522845

加えて、むしろ「少ない量で開始」したほうがより有効なのではないかという報告もあります。つまり、STAR試験では、いきなりたくさんの量の生卵乾燥粉末を開始したところに、問題があったのではないかと考えられるわけです。

▶ Al-Saud B, et al. Int Arch Allergy Immunol 2018；177：350-9. ☞ PMID：30184525

 ## では 本題です

となると、どの食品でも、早めに離乳食で開始したほうがよいでしょうか？　なぜ、ソバに対する検討はなかなか実施されないのでしょうか？　その理由は、ソバアレルギーの発症率が日本における卵や英国・米国のピーナッツのアレルギーの発症率より、ずっと低いからです。もっといえば、研究結果で統計的に（数学的に）はっきりした（有意差がある）結果を出しやすいのは、「発症率が高い人たち」に対して、「効果の高い方法」を試した場合だからです。

PETIT試験では卵を食べなかったグループで40％近く、LEAP試験ではピーナッツを食べなかったグループで15％近くがアレルギーを発症しています。そして各々121人、640人の参加者で統計的な差を示すことができています。ソバは卵ほどのアレルギーの発症率ではないですよね。ですので、統計的なはっきりした差を示すには、さらに膨大な参加者（もしかすると、数千人以上）を集める必要があるのです。それは、なかなか現実的ではありません。ですので、ソバや魚に対する研究の実施は困難ではないかと考えられます。

 ## なら「まったくわからない」の？

乳に関しては、卵やピーナッツで導入開始を検討された**生後半年前後が発症時期としては多い**と考えられています。同じ時期に始めるのはリスクが高いですね。

▶ Katz Y, et al. J Allergy Clin Immunol 2010；126：77-82.e1. ☞ PMID：20541249

2020年、⑥ SPADE 試験（スピード）と名づけられた研究が発表されました。SPADE 試験では乳児 491 人に対し、生後 1〜3 ヵ月まで普通粉ミルクを 10 mL 毎日飲むグループと、粉ミルクを飲まないグループ（必要であれば大豆を使用したミルクを使用）にランダムに分けました。そうすると、生後 6 ヵ月のときに乳アレルギーを発症したのは、飲み始めたグループでは 0.8％に対し、飲まなかったグループでは 6.8％だったのです。10 mL という少ない量でも乳アレルギーを予防することができたのです。

▶⑥ Sakihara T, et al. J Allergy Clin Immunol 2020；S0091-6749：31225-2.　☞ PMID：32890574

こうみてみると、ピーナッツ、卵、乳でも同じ方法でうまくいくわけでもなく、「早期に開始」とひとことでいっても、「開始する時期」も「始める量」も「加熱の仕方」も「皮膚の治療をするかどうか」も違いますよね。つまり、**食物ごとに考えなければならない**現状では、なかなか「ソバは」「魚は」という質問にきれいにお答えすることは難しいのです。でも、「何か研究結果はないですか…？」と聞かれるならば、**「早めに離乳食にバリエーションをつけて食べたほうがよい」という観察研究の結果**はあります。

▶ Hua MC, et al. Pediatr Res 2017；82：733-40.　☞ PMID：29040259

ソバやピーナッツを離乳食で開始するというと、びっくりされることはあると思いますが、国が違えば、離乳食の内容も変わります。ソバはロシアでは「カーシャ」というお粥にして、離乳食でも使われるそうです。そしてイスラエルではピーナッツを「バンバ」という口の中で溶けるウエハースのようなスナックで 1 歳未満から食べ始めるそうです。

ですので、ほむほむ先生は「離乳食に関しては、もしその社会の中で食べるものであれば、早めにいろんな食物に慣れていってもいいんじゃないかなあ」と考えています。ただし、湿疹が発症したあとは食物アレルギーを獲得してしまっている可能性は高いですし、個別には医師に相談してくださいね。

2019年に授乳・離乳食の支援ガイドが
変わって、卵が離乳食初期になった！
昔のレシピ本はあてにならないし
先輩ママさんのアドバイスも
食い違うし…

卵が早くなったということは
他の食材も早めたほうがいいのかな？

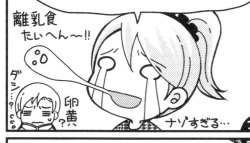

離乳食
たいへん〜!!

ダシ…？

卵黄
？

ナゾすぎる…

①

焦らずとも大丈夫ですよ
基本、離乳食は最新のガイドに
したがって推奨の食材を
食べさせてくださいね

レシピ…

ほむほむ
先生ー!!

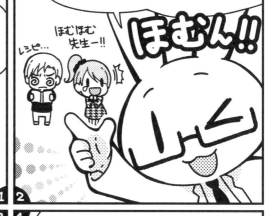

ほむん!!

②

気をつけることは
このガイドに沿う子はあくまでも
「肌の湿疹がない」子です
もしお子さんのお肌が荒れている
ようでしたら、まずは落ち着いて
肌荒れを治すところから頑張りましょう

アトピー

ガサガサ

③

すべての食材を早めたほうが
いいのかな…？となりがちですが
基本は一緒です
ぜひこちらを忘れないでくださいね

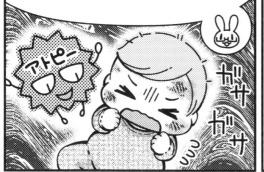

レシピは基本
どおりで
大丈夫ですよ!

・初めてのアレルギー食材は
かかりつけ医の開いている
午前中に試す

・野菜や果物は適宜始める

・アレルギーになりやすい
食材は同時に試さない

はーい

④

※肌荒れが食物アレルギーのリスクを高める解説は10章で！

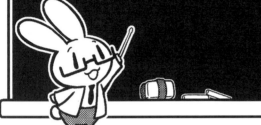

25. 卵が食べられるようになったあとの卵アレルギーのお話

小児アレルギー教室（5段階評価）
頻出度 🐰🐰🐰
難易度 🐰🐰🐰🐰🐰
解決度 🐰🐰🐰

 教えて・ほむほむ先生

先日、息子の**卵アレルギー**の除去が解除になったのですが、蒸しパンを食べさせたらじんましんが出てしまいました。アレルギー科を受診したところ「大丈夫だと思ったんだけどねー」といわれ、正直、主治医の先生に不信感をもちました。**病院を変える**べきでしょうか？　それとも、こういうことはよくあるのでしょうか…？　ちなみに息子は**卵アレルギークラス2**の1歳児です。

マシュマロ（https://marshmallow-qa.com/messages/26a4233d-a82a-4852-b08a-d1ad8313efdc?utm_medium＝mail ＆ utm_source＝message）より

 答える・ほむほむ先生

「**加工品**が食べられるかの予想」は、じつはかなり難しく、「卵の解除」を確定することも簡単ではないことがわかっています。いくつかのチェック項目を確認してみましょ

う。❶「卵を解除」をどんな加工（料理法）・どの程度の量の卵が食べられるようになっていたのか、❷「卵の解除」後、次に食べるまでどれくらいの期間が空いていたのか、❸「卵を解除」とお話を受けたあと、皮膚は安定していたのか、❹口回りだけの症状ではなかったのか、などです。そのときの状況を医師と共有・相談しながら、再度の解除を目指すことがよいのではないかなあと思います。

 ## どの程度 の加工・量の卵が食べられるようになったの？

現実的に、今回のお話のような状況は、ときどき経験します。そしてこのご質問にはいくつかの注目点があります。整理してみましょう。

❶「卵を解除」をどんな加工（料理法）、どの程度の量の卵が食べられるようになっていたのか
❷「卵の解除」後、次に食べるまでどれくらいの期間が空いていたのか
❸「卵を解除」とお話を受けたあと、皮膚は安定していたのか
❹口回りだけの症状ではなかったのか

という点です。1つひとつ考えてみましょう。❶質問者さんは、どのような料理法の卵を、どれくらいの量食べることができてから、「卵の解除」となったのでしょう？

●ゆで卵半個？
●スクランブルエッグ半個？
●卵を使用したプリンが1個？

ご質問の1歳のお子さんでの一般的な離乳食では、どれくらいの卵を食べているものでしょうか？　『授乳・離乳の支援ガイド2019年改定版』（厚生労働省）には、離乳完了期（12〜18カ月）には、卵は全卵として1/2〜2/3個）と記載があります。ですので、半個の卵が食べられれば、離乳食としては成り立ちますね。ゆで卵半個とスクランブルエッグ半個のたん

ぱく質の量は同じですから、「離乳食」としてはどれでもよさそうです。

　　じつは、アレルギーを起こすチカラから考えると、ここに落とし穴があります。

解除を指示されたお子さんの話をよく聞いてみると、「半個〜1個分の卵が入っている加工品が食べられるようになったら、卵を解除」と指示を受けていることが多いようです（場合によっては、「少量のゆで卵や加工品が食べられたら解除」と指示されている場合もあるようです）。ここで「**卵がアレルギーを起こすチカラ＝アレルゲン性**」に関して考えてみましょう。まずひとつ目として、卵は**卵黄**に比較して**卵白**のほうがアレルギーを起こすチカラがはるかに大きいです。と考えると、「**卵アレルギー＝卵白アレルギー**」と言い換えることもできます。

▶伊藤 節子. 抗原量に基づいて「食べること」を目指す乳幼児の食物アレルギー☞ISBN：9784787819727

卵白の中でもっとも多いたんぱく質は「**オボアルブミン**」という名前がついており、卵白のたんぱく質の半分以上を占めます。そして3番目に多いたんぱく質を「**オボムコイド**」といって1割程度含まれています。この2つが卵アレルギーを特に起こしやすいたんぱく質です。

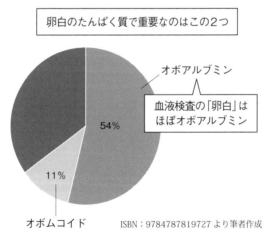

卵アレルギーを起こしやすい卵白のたんぱく質

調理の仕方 はどんな影響があるの？

では、卵を加熱するとどうなるでしょう？ オボアルブミンは大きくアレルギーを起こすチカラが下がります。しかし一方で、オボムコイドはあまり下がりません。すなわち、

アレルギーを起こすチカラは逆転する

ことになります。

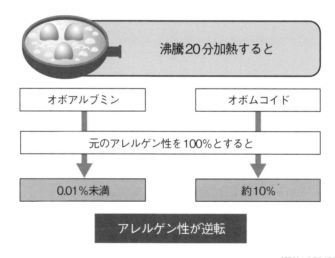

ISBN：9784787819727 より筆者作成

加熱の程度で卵のたんぱく質のアレルゲン性が逆転

しかし、ここまでアレルギーを起こすチカラが下がるのは、温度が高い場合に限ります。例えば、**温泉卵程度**の加熱具合だと、あまりアレルゲン性が下がらないのですね。

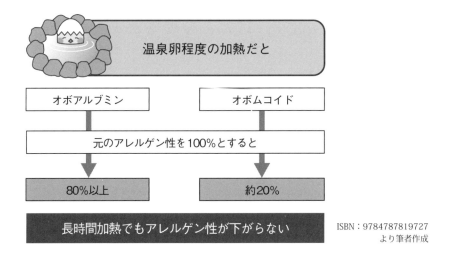

ISBN：9784787819727
より筆者作成

加熱の温度が高くないと卵のアレルゲン性は下がらない

さて、ここまでわかってくると、「今回食べた蒸しパンの加熱具合がどうなのかな…」と思いますよね。その蒸しパン、「どれくらいの温度で」「どれくらいの加熱時間だった」のでしょうか？　料理レシピのサイトで蒸しパンのレシピを探してみました。すると、加熱時間は

電子レンジで5分、蒸し器で7分、蒸し器で15分

などなどいろいろありましたが、加熱時間が短いのも多かったです。そして蒸し器では、温度ムラが大きくなるとされています。

▶松沢 九二雄，他，栄養と食糧 1958；11：21.　☞ ISSN：0287-3516

ですので、解除になる段階がどの程度だったかにもよります。解除となったのが、かたゆで卵半個などではなかったでしょうか。そうすると、かなりアレルゲン性が違ってきますよね。それならば蒸しパンを食べたら、症状があるかもしれませんね。

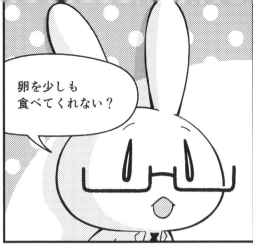

卵を少しも
食べてくれない？

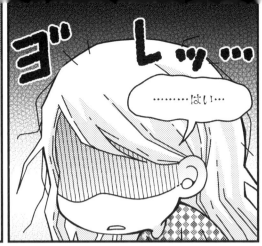

………はい！…

経口免疫療法の重要性もわかっています
でも本当に食べてくれなくて…
ゆで卵のぼそぼそした食感がイヤなのか
私の味付けが悪いのか…
こんな状態で加工卵を試すのも怖くて

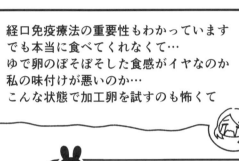

卵の量は少ないから安全かな？と思って
加工品を試すと
卵のアレルゲン性が思ったより
強かったりすることもあるから注意だよ

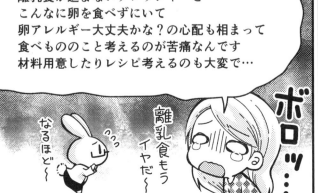

離乳食が進まないプレッシャーと
こんなに卵を食べずにいて
卵アレルギー大丈夫かな？の心配も相まって
食べもののこと考えるのが苦痛なんです
材料用意したりレシピ考えるのも大変で…

離乳食もう
イヤだ〜

なるほど〜

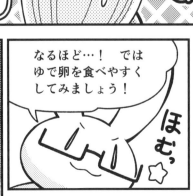

なるほど…！ では
ゆで卵を食べやすく
してみましょう！

ほむっ

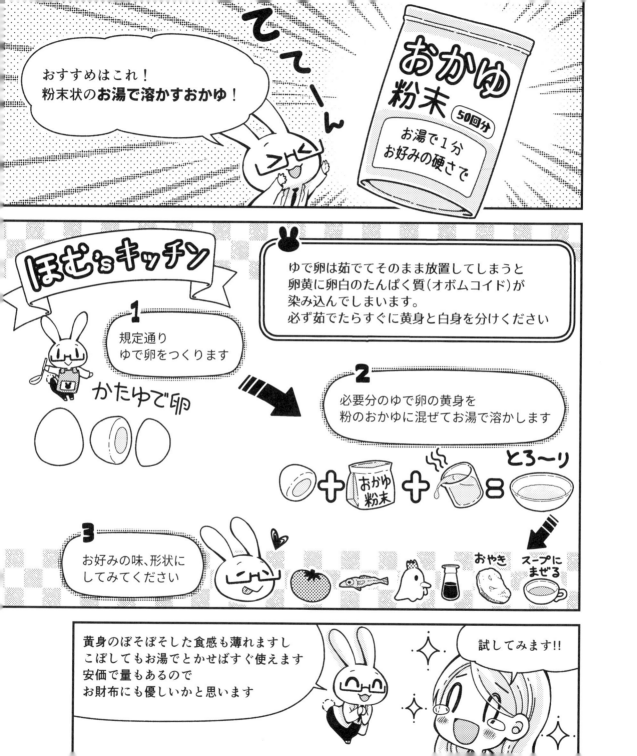

中断 していませんでしたか？

今度は次の問題が出てきます。22 章で「少しずつ食べて食べられるようになった場合」は、中断すると食べられなくなってしまう可能性があるとお話しました。

▶ Anagnostou K, et al. Clin Exp Allergy 2016；46：782-4. ☞ **PMID：27228570**

積極的に食べていって、食べられるようになった方も、その食べものに対する特異的 IgE 抗体*¹ 価が高い場合は、中断すると再度食べられなくなる人が多いことがわかっています。

▶ Escudero C, et al. Clin Exp Allergy 2015；45：1833-43. ☞ **PMID：26236997**

つまり、「**解除になったあとも食べ続ける必要性がある**」のです。食べられるようになったと思ったあと、もしかしたら「たまに卵の加工品を食べていただけ」ということはなかったでしょうか。このパターンは少なくありません。というのも、今まで「食べないように」といわれていた食物を、今度は 180 度方針が変わって、「食べ続けなければならない」といわれたのです。気持ちとしては抵抗感があっても不思議ではないですよね。

リスクの高いピーナッツアレルギー患者に対し、経口免疫療法*²（少しずつ食べて増量し、食べられる量を増やす治療）を行っても、目標量まで達しない理由を検討した報告があります。この研究では、24.5％の患者は経口免疫療法を中断してしまったのです。その理由でもっとも大きかったのは、

食べものによる困った症状よりも、ピーナッツが嫌いという気持ち

によるものだったのです。

▶ Reier-Nilsen T, et al. Allergy 2019；74：337-48. ☞ **PMID：30225844**

「少しずつ食べる治療に関し、食べることに抵抗がある」ことが、治療の大きな妨げになる

ということですね。これは驚きの結果ではないでしょうか？

こんな報告もあります。実際に食べてみてアレルギー症状が出ないかどうかを確認して、症状が出なかった（陰性だった）子ども81人に対し、6カ月後、その食物を食べているかどうかを確認したところ、なんと**約11％は、その食物をほとんど食べていなかった**そうです。

▶ PolloniL et al. Allergy 2017；72：731-36. ☞ PMID：27659406

食物アレルギーとして除去していた食べものが**食べられるようになっても、一部の方はふだんの食事に取り入れることができない**ということです。皆さんの多くは卵を好んで食べている方が多いので、「そんなことあるのかな？　あまりいないんじゃないかな？」と思われる方もいらっしゃるかもしれません。でも、今まで食べていないお子さんにとって、卵を食べ続けることに悪戦苦闘されている場合は少なくありません。ほむほむ先生の外来でも、「卵を食べ続けることが辛い」と気持ちをぶつけられることもたくさんあります。ですので、「中断しがち」ということは少なからずあるのかなと思います。

もう１つ　口周りもチェック

「いやいや、頑張って食べ続けているし、解除はスクランブルエッグ半個でしたよ」という方もいらっしゃるかもしれません。では、こんなことはないでしょうか？

「症状があった」というお話をよく聞くと、「口周りだけ」という場合があります。

食物アレルギーの検査には、**皮膚検査**があります。

皮膚検査とは、皮膚に食物アレルゲンを少しつけ、皮膚に傷をつけたときの反応をみる検査です。赤くなったり、蚊に刺されたような膨らみができたりします。そして、アレルギーに

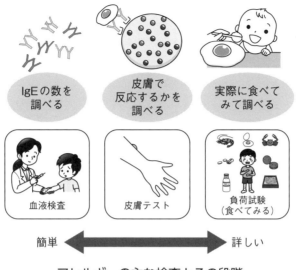

IgEの数を調べる	皮膚で反応するかを調べる	実際に食べてみて調べる
血液検査	皮膚テスト	負荷試験（食べてみる）

簡単 ⟷ 詳しい

アレルギーの主な検査とその段階

おける血液検査（IgE抗体でしたね）の値が高くなると、皮膚の検査でも赤くなったり腫れたりしやすいということです（相関がある、といいます）。つまり、

血液検査（IgE抗体）が陽性だと、皮膚検査も陽性になりやすい

ということですね。そして口周りはもともとこすることが多い場所です。みえない傷がたくさんついています。仮に、食べて消化すると症状が出ないという状態になっても、まだ感作が残っている場合に、口周りに卵がくっつくと、どうなるでしょう。もうおわかりですね。口周りに卵がくっつくと、皮膚の検査をしたかのように赤くなったり、じんましんが出たりすることがあるのです。

こういった場合は、**食べる前に口周りにワセリンをたっぷり塗り、ガードをしておくと症状が出ないケースが多い**ようです。皮膚検査をする際の小さな傷を、事前に埋めるわけですね。「え？」「口周りについたりしていないって？」。では、次に行きましょうか。

湿疹が悪化 してきていないか…もチェック！

さらに、まれにあるのが、皮膚の湿疹が悪化したパターンです。11章で、年齢が高くなってから発症する食物アレルギーには、皮膚に湿疹ができてしまった場合の「経皮感作」に大きな原因があるかもしれないということに関してお話しました。皮膚が悪化すると、「食べられていたはずの」食べものにアレルギーが起こるようになるということですね。

お子さんは、卵を食べ始める治療を始められて、達成したわけですよね。じつは、卵を食べ始めるということは、その家の中のホコリの中に卵のたんぱく質が大きく増えることも意味します。実際、家の中で卵を食べると、48時間で家中に拡散することがわかっています。

▶ Trendelenburg V, et al. Allergy 2018；73：261-4. ☞ PMID：28865141

そして、そのホコリの中に含まれたたんぱく質が湿疹のある皮膚にくっつくことで、アレルギーが悪化していきます。つまり、卵を食べられるようになって、その後もある程度食べ続けていても、皮膚の湿疹が悪化すると食べられなくなってしまう可能性があるといえるでしょう。

さて、ここまでお話をしてきて、わかったことがあると思います。「食物アレルギーがよくなった」といっても、さまざまな要因がからんでくるのです。**加工品のアレルゲン性は予想しづらいこと、その食物アレルギーが「治った」ということに関しては慎重に考えていかなければならない**ということですね。食物アレルギーの難しさはこれだけではありません。加熱をしてアレルゲン性が下がるのは卵くらいで、乳や小麦は加熱でアレルゲン性はあまり下がりませんし、個別に考えなければならないのです。食物アレルギーはとっても奥が深いのです…。

[1] IgE抗体：1章をみてね。 [2] 経口免疫療法：9章をみてね。

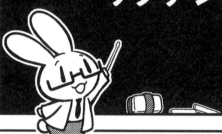

26. 卵アレルギーとインフルエンザワクチンのお話

小児アレルギー教室（5段階評価）
頻出度 🐰🐰🐰🐰🐰
難易度 🐰
解決度 🐰🐰🐰🐰

 教えて・ほむほむ先生

1カ月になる娘がいるのですが、**卵3、乳3、犬4のアレルギー**があります。**インフルエンザワクチンを打つ予定**ですが、卵アレルギーが3ほどあっても打てるものでしょうか？　また、ほかのアレルギーがあっても打ってもよいものか心配しています。

マシュマロ（https://marshmallow-qa.com/messages/d39c74ff-398b-46a5-9749-a64206f8a9cc?utm_medium＝mail & utm_source＝message）より

 答える・ほむほむ先生

インフルエンザワクチンに含まれる**卵たんぱく量は極めて微量**で、日本の家庭の「ホコリの中に含まれる卵たんぱく量」のほうが多いくらいです。ちなみに、「卵アレルギーの有無にかかわらず、インフルエンザワクチンをしてもよい」とした海外のインフルエンザワクチンに含まれる卵たんぱく量のほうが、日本のインフルエンザワクチ

ンに含まれる卵たんぱく量より多いのです。すなわち、「卵アレルギーがあってもインフルエンザワクチンができる」とはいえるのですが、残念ながら日本では公的な見解が出ていないために、卵アレルギーのある方へのインフルエンザワクチンの接種を敬遠される医師もいてもしかたがない面もあるともいえます。

卵アレルギー があっても、インフルエンザワクチンは接種できる？

インフルエンザワクチンの接種シーズンになると、「卵アレルギーがあるのですが、インフルエンザワクチンは接種できますか？」という質問を多く受けるようになります。たしかにインフルエンザワクチンは鶏卵を使用して製造されます。ですので、卵アレルギーの子どもにインフルエンザワクチンを接種することは難しいようにも思えます。そして、インフルエンザワクチンの**予診票**（予防接種を受ける際に記入する、質問事項を記載した用紙）には、「ニワトリの肉や卵などにアレルギーがありますか」という項目があります。

▶インフルエンザ予防接種予診票（様式第二）☞ https://www.mhlw.go.jp/bunya/kenkou/teiki-yobou/dl/08b.pdf

インフルエンザワクチンに対する卵の心配があるから記載があるのではないかと思う方がいてもおかしくありません。そしてお子さんの**食物アレルギー**も心配されている保護者さんも少なくありません。例えば、東京都が行っている３歳を対象にした調査では、16.7％の保護者がお子さんに食物アレルギーがあるのではないかと心配されています。

インフルエンザ予防接種予診票

▶アレルギー疾患に関する3歳児全都調査報告書（平成26年度）☞ https://www.fukushihoken.metro.tokyo.lg.jp/allergy/pdf/res.a06.pdf

そして、日本の子どもたちの食物アレルギーでもっとも多いのが卵アレルギーであり、全体の4割を占めます。

▶海老澤 元宏. 食物アレルギーの診療の手引き2017 ☞ https://www.foodallergy.jp/care-guide

しかし、卵アレルギーがあるからインフルエンザワクチンが接種できないとなると、インフルエンザに罹ったときに重症化する確率が大きく上がることにもつながります。

▶ Flannery B, et al. Pediatrics 2017；139：e20164244.　☞ PMID：28557757

となると、保護者さんはインフルエンザワクチンを子どもに受けさせたいけれども、卵アレルギーは心配という状況に陥ってしまいます。こういった場合、利益と不利益を比較するための知識が必要になってくるでしょう。

子どもに対するインフルエンザワクチンの効果

インフルエンザに罹る可能性	2歳以上：およそ6割減る[1] 2歳未満：およそ3割減る[2]
インフルエンザのために入院する可能性	およそ6割減る[3]
インフルエンザのために亡くなる可能性	およそ6割減る[4]

▶ 1）Jefferson T, et al. Cochrane Database Syst Rev 2018；2：CD004879.　☞ PMID：29388195

▶ 2）Rolfes MA, et al. Vaccine 2017；35：6967-76.　☞ PMID：29100706

▶ 3）Buchan SA, et al. PloS One 2017；12：e0187834.　☞ PMID：29149183

▶ 4）Flannery B, et al. Pediatrics 2017；139：e20164244.　☞ PMID：28557757

食品表示法 の卵たんぱくは、どのくらいの量？

食品表示法において、アレルギーを起こしやすい食品が製品に含まれているかどうかを包装に表示することが定められています。そのうち卵は、表示が義務づけられている食品の1つです。きっと卵アレルギーのあるお子さんをおもちの保護者さんは、包装の表示をきちんと確認しておられることでしょう。では、卵の表示義務は、

どれくらいの卵のたんぱく質が含まれていると表示される

必要があるでしょう？　目安として、食品1gあたり、数μg（マイクログラム）以上の卵が含まれる場合に表示義務があり、逆に、その濃度以下の場合は、必ずしも表示する義務はないとされています。

▶檜山 浩. 小児科臨床 2017；70：1869-74. ☞ ISSN：0021-518X

ですので、食品1gあたり数μg以下では、知らないうちに摂取している可能性が出てきます。

 # ホコリ の中に微量の卵が含まれている…？

「いやそれは、あくまで表示義務の限界だし、やっぱり表示されていなければ、まず卵は含まれていなくて、症状は出ないのでしょう？」という反応があるかもしれません。たしかにおっしゃる通りですね。では、こういった研究結果はどうでしょう？　日本の94家庭から家のホコリを集めてきて、その中に卵のたんぱく質が含まれているかどうかを検討した研究です。すると、

すべてのホコリから卵のたんぱく質が検出されました。

（が～ん！ですね）そして、検出された卵たんぱくの重量は、ホコリ 1 g あたり中央値で 43.7 μg 含まれていました（がが～ん！ですね）。

▶ Kitazawa H, et al. Allergol Int 2019；68：391-3.　☞ **PMID：30846303**

ふだんから私たちは、極微量の卵にさらされているのですね。「いやいやそんなことをいわれても、なんだか細かい単位でよくわからないし、そもそもインフルエンザワクチンの話じゃなかったの？」

そうでした（ほむほむ）。

では、インフルエンザワクチンに含まれる卵のたんぱく量をみながら、これまで挙げてきたたんぱく量を比較して考えてみますね。具体的には、日本でつくられているインフルエンザワクチンに含まれる卵たんぱく量は、**1 mL あたり数 ng（ナノグラム）程度**です。

▶河原 秀俊，他．アレルギー 51（7），559-64，2002 ☞ **NAID：110002428331**

さて、23 章でも紹介しましたが細かい単位がたくさん出てきましたので、すこし説明しますね。

- 1 g の 1,000 分の 1 が 1 mg（ミリグラム）です。
- 1 mg の 1,000 分の 1 が 1 μg（マイクログラム）です。
- 1 μg の 1,000 分の 1 が 1 ng（ナノグラム）です。

そして、

- mg 単位であれば、アレルギー症状が起こりえます。
- μg 単位であれば、ごく稀にアレルギー症状が起こりえます。
- ng 単位であれば、まずアレルギー症状は起こりません。

目の前のホコリの中にも μg 単位のたんぱく質が含まれていましたね。もし μg 単位でも症状

があるならばふだんの生活をするのも困難ですから、この数値が納得できるのではないで
しょうか。

日本 よりも米国のインフルエンザワクチンのほうが多く卵が含まれている…？

「いやいやいや、それでも、注射で使用したら症状が出るかもしれないですよね」といわれ
るかもしれません。じつは、日本で使用されるインフルエンザワクチンに入っている卵たん
ぱくの量は海外より少ないことが知られています。例えば、WHO（世界保健機関）で定めら
れたインフルエンザワクチンに含まれる**卵のたんぱく量は 1 mL あたり 1,000 ng 未満**とさ
れています。実際、2004 年にスウェーデンで使用されているインフルエンザワクチンに含
まれている卵たんぱく量を調べた検討では、**1 mL あたり 28〜1,100 ng の範囲**だったとい
う報告があります。

▶ Mark C. Pharmeur Sci Notes 2006；2006：27-9. ☞ PMID：17694643

日本の基準の 1,000 倍になっているわけですね。

そして、日本より多い卵が含まれているはずのインフルエンザワクチンを使用している米国
では、2017 年のシーズンから卵アレルギーのお子さんのインフルエンザワクチンの取り扱
いを大きく変更しました。その中で、「重症卵アレルギーのあるすべての子どもに対し、す
べてのワクチンに対して推奨されている予防措置以外の追加の処置はしなくてもインフルエ
ンザワクチンを接種できる（筆者翻訳）」という記載があります。

▶ COMMITTEE ON INFECTIOUS DISEASES. Pediatrics 2017；140：e20172550. ☞ PMID：28870977

アレルギー を「絶対に」起こさないわけではありません

ここまでお話してきて、「インフルエンザワクチンは絶対にアレルギーを起こさないの?」と思われる方がいるかもしれません。そういう意味ではなく、インフルエンザワクチンもアレルギー症状を起こすことはゼロではないですし、場合によっては強いアレルギー症状、すなわち**アナフィラキシー**も起こす可能性はあります。例えばインフルエンザワクチンは、**平均140万本に1回程度**のアナフィラキシーを起こすことがわかっています。

そして、日本における2011年のインフルエンザシーズンに、例年よりもインフルエンザワクチンによるアナフィラキシーが多い(**40万本に1回**)のではないかという懸念が呈され、全国的な調査が行われました。

そのアナフィラキシーの原因は卵ではありませんでした。

アナフィラキシーは、インフルエンザワクチンの成分そのもので起こっており、保存料としてチメロサールから変更されたフェノキシエタノールが症状を強くしたのではないかという結論が導かれたのです。

▶ Nagao M, et al. J Allergy Clin Immunol 2016;137:861-7. ☞ PMID:26365388

これらの結果から、ほむほむ先生は「卵をほんのわずかでも摂取できていれば(卵アレルギーの観点から考えれば)、インフルエンザワクチンの接種はできます)とお話ししています。本当は、「卵アレルギーに関係なく、インフルエンザワクチンを接種してもよい」といいたいのですが、インフルエンザワクチンの添付文書(薬の使い方の説明書)には、予防接種を受けることが適当でない者として「本剤の成分によってアナフィラキシーを呈したことがあることが明らかな者」という記載があり、大手を振ってお話ししにくいのです。

医学は、新しいことが少しずつわかってくると、メリットとデメリットを比較しながらメリットが大きいほうに少しずつ更新されてくるものです。例えば、ひと昔前まで、抗菌薬を使用する場合には全員にアレルギー皮膚検査をしていた時代がありました。しかし偽陽性や偽陰性の問題もあり、デメリットのほうがメリットを上回ることから抗菌薬の皮膚検査は行われなくなりました。もちろん、

抗菌薬に対するアレルギーがないというわけではありません。

抗菌薬を使用する可能性がある医療機関はすべて、アレルギー症状に注意しながら、万が一発症した場合には、速やかに対応できるように体制を整えているはずです。それでも、インフルエンザワクチンを卵アレルギーのお子さんに接種するには抵抗がある医師もいらっしゃるでしょう。先生もそれは理解できます。というのも、添付文書や予診票の記載がある意味、医療者を縛っているからです。

ですので、今後は「卵アレルギーがあってもインフルエンザワクチンをできる」といった公的な声明が必要なのだろうと思っています。新たに情報がわかってきたら医学的な対策の更新を行うことは科学的で進歩的なことです。そして、インフルエンザワクチンが必要な方に、科学的な根拠に基づいた予防接種がなされることで、より全体として「それが常識だよね」という考えがそろってくれば、より子どもたちの安全と健康が守られる社会になることでしょう。

そして、今回の「卵アレルギーがある場合でも、インフルエンザワクチンができるかどうか」というご心配に対しては、「卵アレルギーがあってもインフルエンザワクチンを懸念しなくてほぼよい」と考えられます。しかし、公的な見解が出ていないために、接種を敬遠される医師もいる場合もありうると、まとめられるでしょう。

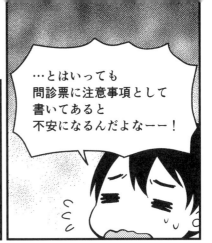

…とはいっても
問診票に注意事項として
書いてあると
不安になるんだよなーー！

なるほど…
家の中のホコリに含まれる
卵たんぱく質より
インフルエンザ予防接種に含まれる
卵は少量なのですね…

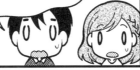

わかります！　注意事項はどうしてもあるので
気になりますよね…そんなときは
「かかった時のリスクはなにがあるのか？」
も同時に考えてみるのがよいかもしれません

仮にインフルエンザでしたら
かかってしまうとこのようなリスクがともないます

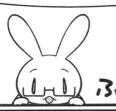

ふーむ…

症状	予防接種を打たないとき	予防接種を打った時
インフルエンザに かかるリスク	５人に１人の確率で インフルエンザにかかる	60％程度減らす(※1)
インフルエンザでの 死亡率	日本でも年間数十人くらいの ４歳以下の子どもが （半数程度は脳炎で）亡くなる(※2)	約65％ 死亡するリスクを 減らせる(※3)

※1 PMID：29388195　　※2 ISSN：0021-5082　　※3 PMID：28557757

インフルって
死ぬことも
あるの!?

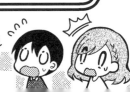

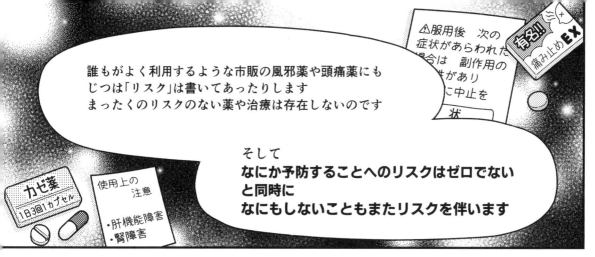

誰もがよく利用するような市販の風邪薬や頭痛薬にも
じつは「リスク」は書いてあったりします
まったくのリスクのない薬や治療は存在しないのです

そして
なにか予防することへのリスクはゼロでない
と同時に
なにもしないこともまたリスクを伴います

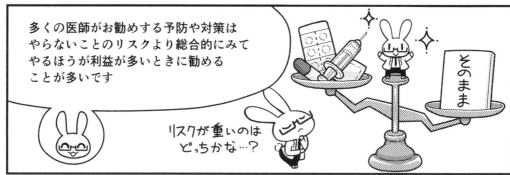

多くの医師がお勧めする予防や対策は
やらないことのリスクより総合的にみて
やるほうが利益が多いときに勧める
ことが多いです

リスクが重いのは
どっちかな…?

なにかのリスクがことさら大きく見えて
しまうときは少し立ち止まって
やれる対策をしないことへのリスクも同時に
検討してみてもらえるとうれしいです

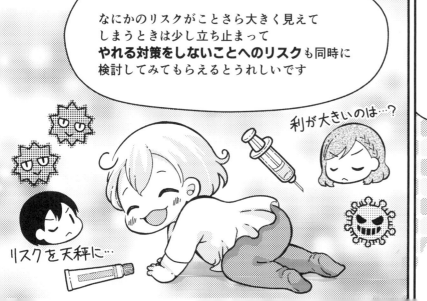

利が大きいのは…?

リスクを天秤に…

それでもご不安なときは
ぜひ「不安である」と
かかりつけ医に
ご相談くださいね!
知りうる利益をお答え
できると思いますので

はいっ

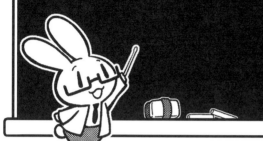

27. 食物アレルギーと腸内細菌のお話

小児アレルギー教室 (5段階評価)
頻出度 🐰🐰🐰🐰
難易度 🐰🐰
解決度 🐰🐰🐰

 教えて・ほむほむ先生

食物アレルギーは「**腸内環境が影響している**」と聞きました。例えば、ヨーグルトや乳酸菌飲料などを摂取して腸内細菌を整えれば、アレルギー症状が軽くなることはありますか？　また、**乳アレルギー**で、これらの食品を摂取できない場合はどうしたらよいのでしょうか。

マシュマロ（https://marshmallow-qa.com/messages/4d71d691-7e28-48e6-a2df-f31fb8ece781?utm_medium＝mail＆utm_source＝message）より

 答える・ほむほむ先生

食物アレルギーに限らず、**抗菌薬により腸内細菌を乱す**と、アレルギー疾患が発症しやすくなるのではないかという報告は多くあります。そして、乳酸菌などの腸内細菌を中心とした「**プロバイオティクス**」を内服すると、アレルギーの病気の治療に役に

立ったという報告もあります。ただし、「どの菌を」「どれくらいの量」「どれくらいの期間」内服すればよいのか…は**よくわかっていません**。なお、乳酸菌は原材料となる乳たんぱく質がわずかに含まれる可能性はありますが、菌そのものには乳たんぱくは含まれていません。乳アレルギーのある子どもに対して、実際に乳糖を負荷してもほとんど症状はなかったという研究結果もあります（逆にごくまれに症状があります）。ですので、ヨーグルトや（相性のよい乳を含んでいることの多い）乳酸菌飲料は飲むことは難しいですが、**乳酸菌製剤**そのものは多くの場合は飲めるでしょう。そして、プロバイオティクスはヨーグルトだけに含まれるわけではありません。例えば、納豆もプロバイオティクスを含んだ食べものです。納豆がアレルギーの病気の改善に役立つかもという報告もあります。しかしまだまだ確定できる話とはいえません。現状では、乳酸菌を飲むことを強く推奨したり、特定の菌が特別よいという話は難しそうです。

 ## う～ん「発酵」と「腐敗」どう違うの？

例えば、納豆は大豆に枯草菌という菌を作用させ「**発酵**」してできます。一方で、大豆に枯草菌が増えすぎてアンモニア臭がひどくなったときは「**腐敗**」といいます。

▶藤井 建夫. 日本食品微生物学会雑誌 2013；30：186-92. ☞ ISSN：1340-8267

「発酵」も「腐敗」も、どちらも菌の活動には違いありません。あくまでも、人間によいことをしているかどうか、すなわち人間の都合で良し悪しが決められているわけですね。菌自体は自分自身のために活動していても、人間に対する利益のあるなしで分類されています。そして乳酸菌は、適量を内服したときには人間によいことをしてくれる菌「**プロバイオティクス**」の一種です。

▶清水 健太郎，他. 日本静脈経腸栄養学会雑誌 2016；31：797-802. ☞ ISSN：2189-0161

この章では、人間によいことをするプロバイオティクスが、アレルギーをよくする方向に働くかどうかを考えます。

アレルギー における「抗菌薬」の負の面って、なに？

最初に、こんな研究結果をご紹介しましょう。2歳までに**抗菌薬**を使用すると、その後の**花粉症の発症リスクを 1.23 倍**に、**アトピー性皮膚炎の発症リスクを 1.26 倍**に、**食物アレルギーの発症リスクを 1.42 倍**にするという結果が報告されています。

▶ Ahmadizar F, et al. Allergy 2018；73：971-86. ☞ PMID：29105784

そのほかにも、1歳までに抗菌薬の使用頻度が高くなればなるほど、1歳以降のアトピー性皮膚炎の発症リスクが上がっていくという研究結果も報告されています。抗菌薬は、治療ごとに数日～数週間の内服期間が必要ですが、その**回数が 1 回増えるごとに 7%ほど発症リスクが上がる**という結果になっています。

▶ Tsakok T, et al. Br J Dermatol 2013；169：983-91. ☞ PMID：23782060

もちろん、「抗菌薬のデメリットがあるからといって、抗菌薬が必要な感染症にも抗菌薬を使用してはいけないという意味ではありません」。あくまでも、不必要な抗菌薬の使用は控えたほうがよいということです。

それはさておき、なぜ抗菌薬を使用するとアレルギーの病気を発症するリスクが高くなったのでしょう？　腸の中には、**1,000 種類もの微生物が全部で数百兆個存在**していて人間と共存しています。人間の体を形づくる細胞は約 60 兆個ですので、それより多い数ですね。

▶成田 雅美. アレルギー 2020；69：19-22. ☞ ISSN：0021-4884

たくさんの種類がいて、共存している…なんだか、私たちの社会をみているようです。だけれども、抗菌薬は基本的に、

病気を起こす菌だけを倒すことはできません。

つまり、抗菌薬は「絨毯爆撃」をして、片っ端から菌を無差別に倒していくことしかできないのです。ではそのあと、腸内の細菌たちはどんな状況になるでしょう。抗菌薬により菌の種類は大きく減り、抗菌薬に強い菌だけが生き残ってくることになりますよね。人間の社会にたとえるなら、

「大きなリストラ」が行われたようなものです。

さて、そのように菌の種類が大きく減った状態のことを「**ディスバイオーシス**」といい、さまざまな病気を起こすリスクを上げることがわかっています。

▶ Kriss M, et al. Curr Opin Microbiol 2018；44：34-40. ☞ PMID：30036705

リストラは、大きなデメリットも秘めているといえるでしょう。だって、多様な人材がいるからこそ新しいことにチャレンジできていたのに、対応できなくなったり、あまり役に立っていないと思っていた人材が、じつは影で屋台骨を支えていたり、有能な人材の補佐として大きな役割を担っていたのかもしれないのですから。

なら「プロバイオティクス」は、どう作用するの？

さて、ようやく、最初の質問に戻ってきました。プロバイオティクスを飲むというのは、どういう意味をもつのでしょうか？　端的にいえば、

リストラされて多様な人材がいなくなった会社に、派遣社員を送り込む感じ

といえばいいでしょう。プロバイオティクスを飲むと人間によい影響を起こす可能性がある

かもという意味、もうおわかりになりますね。あるリストラが行われた会社に、他の業種で活躍した派遣社員を送り込んでも、新しい職場で活躍できる…とは限りませんよね。派遣社員のAさんは、じつは優秀な上司のBさんの助けがあってはじめて力を発揮できていたのかもしれないですし、まったく業種が異なる会社では能力を発揮できないかもしれないのです。

すなわち、プロバイオティクスが有効かどうかは、その人の腸内細菌の状況からも影響されますし、Aさんに有効なプロバイオティクスが、Bさんには有効ではないということが起こりうるのです。ですので、「○○菌が特別いい」と強調しているようなCMは基本的にあまり鵜呑みにしないほうがよく、人材派遣会社が、

「この人材はとてもいいですよ」

と薦めている程度（人材派遣会社のセールスマンの言葉を鵜呑みにする人はいませんよね?）と思えばよいでしょうか。あっちこっちに話題が移りましたが、プロバイオティクスの効果をみることは「かなりややこしい」ということをご理解いただければそれで十分です。

えへん！「プロバイオティクス」を深掘りしますよ

さて、そんなことを考えたうえで、プロバイオティクスがアレルギー性鼻炎、アトピー性皮膚炎、食物アレルギーの治療として有効かどうかを検討した研究結果をみてみましょう。

まず、「アレルギー性鼻炎」です。イランの成人のアレルギー性鼻炎患者152人平均30.1歳）に対し、「鼻スプレー式のステロイド薬に加えてプロバイオティクスを内服するグループ」と「鼻スプレー式のステロイド薬のみのグループ」に分けて効果を確認しました。効果

の目安は、生活の質を数値化した「SF-36」という方法が使用され、プロバイオティクスを内服していたほうが数値がよくなりました。すなわち、**プロバイオティクスも一緒に使ったほうが鼻炎の症状がより改善した**ということです。

▶ Jalali MM, et al. Laryngoscope 2019；129：1744-50. ☞ PMID：30794334

次に、「アトピー性皮膚炎」です。スペインに住む中等症のアトピー性皮膚炎にある子ども50人を「3種類のプロバイオティクスを内服するグループ」、もしくは「プラセボを内服するグループ」にランダムに分け、12週間後のアトピー性皮膚炎の改善度を比較した研究があります。アトピー性皮膚炎の重症度を数値化して評価すると、プロバイオティクスを内服したグループは83％、プラセボを内服したグループは24％が改善し、**プロバイオティクスを複数内服したグループのほうが、アトピー性皮膚炎が改善した**という結果でした。

▶ Navarro-López V, et al. JAMA Dermatol 2018；154：37-43. ☞ PMID：29117309

では、「食物アレルギー」ではどうでしょう。イタリアに住む乳アレルギーが疑われた月齢5.92カ月の260人が、12カ月後に乳アレルギーがよくなったかどうかを検討した研究があります。「アレルギーを起こしにくいミルクを飲むグループ」「アレルギーを起こしにくいミルクにプロバイオティクスを混ぜて飲むループ」「米や大豆を原材料にしたミルクを飲むグループ」「アミノ酸からつくった完全にアレルゲン性のないミルクを飲むグループ」で、どれくらい改善したのかをあとから見直してみたという方法で行われました。すると、**プロバイオティクスを混ぜながらアレルギーを起こしにくいミルクを飲んでいたグループが一番、乳アレルギーが改善した**という結果でした。

▶ Canani RB, et al. J Pediatr 2013；163：771-7 ☞ PMID：23582142

プロバイオティクス、結構よさそうですよね（ほむほむ）。

でも 大手をふって「推奨」とはなりにくいのは、なぜ？

（↑）それは「どの菌の種類が有効か」「どれくらいの量を飲めばよいのか」「どれくらいの期間飲めばよいのか」の結論がついていないからです。例えば、アレルギーの治療に有効かどうかをみるプロバイオティクスのうちの1つ、**「ラクトバチルス ラムノサス」**という菌があります。じつは、この「ラクトバチルス ラムノサス」だけでも**100種類もいる**のです。

▶ Ricci G, et al. Allergy 2016；71：426-8. ☞ PMID：26841280

たとえていうならば、あるプロバイオティクスを派遣社員と考えると、

お子さんに合った派遣社員かどうかはわからないし、
何人送り込んだらよいかわからないし、
いつまで派遣を続ければよいかもよくわからない

ということですね。そこで、ほむほむ先生の**個人的**な考え方としては、その社会・その地域・その国々で食べられている発酵食品を少し気にかけて食べておくのがいいのかなあと思っています。きっとその地域にあった菌が使われているのかなあって思うからです。

では、発酵食品そのものがアレルギーに効果があるかどうかを考えてみるとどうでしょう。例えば、母と子ども650組に関して、母親の妊娠中の食習慣と子どものアトピー性皮膚炎の発症との関連をあとから見直すという、千葉市で行われた研究があります。すると、妊娠中に、母親が毎日納豆を摂取していると、子どものアトピー性皮膚炎の発症リスクが低くなっていたそうです。

▶ Ozawa N, et al. Allergol Int 2014；63：261-6. ☞ PMID：24759553

東京でも同じような方法で確認した研究があります。1,550人の子どもが、1歳までにヨーグルトを毎日のように食べていると、5歳時点でのアトピー性皮膚炎の発症リスクが**0.70**

倍、食物アレルギーの感作リスクが **0.53 倍**になっていたそうです。

▶ Shoda T, et al. J Dermatol Sci 2017；86：90-6.　☞ **PMID：28108060**

さらに、欧州からは、6カ国共同で行われたチーズによる研究があります。やはり出生コホート試験に参加した子ども 931 人に関して、生後 18 カ月までに食べているチーズの種類と、6 歳時点でのアレルギー疾患の発症の関連を検討した報告です。すると、生後 18 カ月までにチーズ摂取しているグループは、摂取していないグループより、アトピー性皮膚炎の発症は **0.51 倍**、食物アレルギーは **0.32 倍**になったそうです。さらに、摂取しているチーズの種類が多いほうが、その発症予防効果が上がったそうです。

▶ Nicklaus S, et al. Allergy 2019；74：788-98.　☞ **PMID：30368847**

これらの研究は、実際に「食べた」「食べなかった」を最初に分けた研究ではないので、研究の質としては、もう一歩のものばかりです。ですからほむほむ先生は、発酵食品の良し悪しを聞かれたときには、「発酵食品は食べておいて損はなさそうですね。でも、そればっかり食べていると栄養が片寄るかもしれないですので、**バランスよくいろいろ食べる中で、気にかけるくらいでいい**と思いますよ」とお話ししています。

研究で使われることの多い
「ラクトバチルス　ラムノサス」というプロバイオティクス
（人間によいことをすると考えられている菌＝乳酸菌など）
だけでも　100種類以上いるよ！

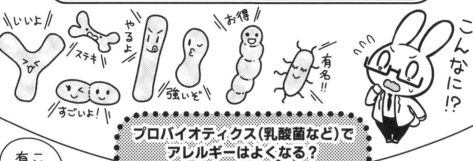

いいよ

ステキ

やるよ

お得

有名！！

こんなに！？

すごいよ！

強いぞ

プロバイオティクス（乳酸菌など）で
アレルギーはよくなる？

Hi!

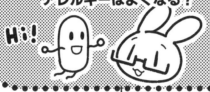

こんにちは～
有名な乳酸菌でーす

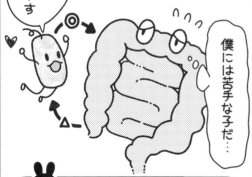

僕には苦手な子だ…

万人に効く
唯一のプロバイオティクスは
まだわかっていないから
お守り替わりに楽しんで食べよう！

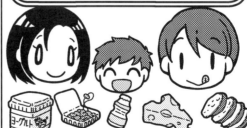

取り入れたプロバイオティクスが
自分のからだと相性がよいかは
わからない…

乳アレルギーのお子さんは
乳製品に気をつけてね

おわりに

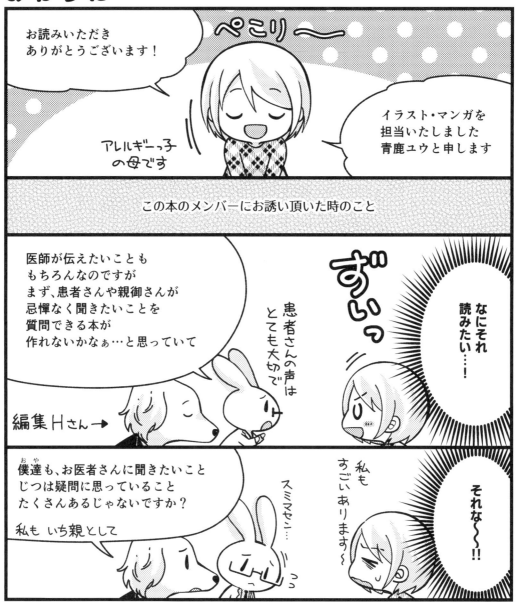

ぺこり〜

お読みいただき
ありがとうございます！

アレルギーっ子
の母です

イラスト・マンガを
担当いたしました
青鹿ユウと申します

この本のメンバーにお誘い頂いた時のこと

医師が伝えたいことも
もちろんなのですが
まず、患者さんや親御さんが
忌憚なく聞きたいことを
質問できる本が
作れないかなぁ…と思っていて

患者さんの声は
とても大切で

編集Hさん→

ずいっ

なにそれ
読みたい…！

僕達も、お医者さんに聞きたいこと
じつは疑問に思っていること
たくさんあるじゃないですか？

私も いち親として

スミマセン…っ

私も
すごいあります〜

それな〜〜！！

266

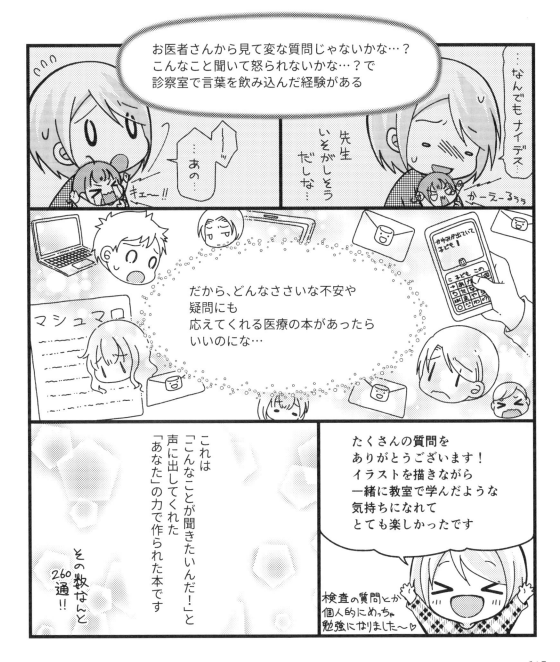

利益相反のおことわり

利益相反とは、一方の利益になり、他方の不利益になるような行為をいいます。

医師と製薬会社の利益相反は、例えば、患者さんの利益よりも製薬会社や医師自身の利益を優先し、実験結果を改ざんしたり、特定の薬品を推奨したりすることをいいます。

著者のひとりである医師・堀向健太は、以下の製薬会社より、正規の手続きのもとで講演料を受け取っています。ただし、本書の作成においては、以下の製薬会社からの助言および支援は一切受けていません。

- ・グラファラボラトリーズ株式会社
- ・サノフィ株式会社
- ・シスメックス株式会社
- ・資生堂ジャパン株式会社
- ・大鵬薬品工業株式会社
- ・田辺三菱製薬株式会社
- ・鳥居薬品株式会社
- ・株式会社ナチュラルサイエンス
- ・マルホ株式会社
  （アイウエオ順）

ほむほむ先生の小児アレルギー教室

令和3年3月20日　発　行

著　者　堀　向　健　太
漫　画　青　鹿　ユ　ウ

発行者　池　田　和　博

発行所　丸善出版株式会社
〒101-0051　東京都千代田区神田神保町二丁目17番
編　集：電　話(03)3512-3262／FAX(03)3512-3272
営　業：電　話(03)3512-3256／FAX(03)3512-3270
https://www.maruzen-publishing.co.jp

© Kenta Horimukai, Yu Aoshika, 2021

組版印刷・株式会社 真興社／製本・株式会社 松岳社

ISBN　978-4-621-30600-0　C 2047　　　　　　Printed in Japan